TRAITEMENT

DE

L'EMPYÈME CHRONIQUE

PAR

L'OPÉRATION D'ESTLANDER

PAR

Charles-Edward CORMACK
Docteur en médecine de la Faculté de Paris.

PARIS
A. PARENT, IMPRIMEUR DE LA FACULTÉ DE MÉDECINE
A. DAVY, successeur
52, RUE MADAME ET RUE MONSIEUR-LE-PRINCE, 14

1885

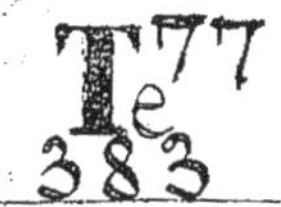

TRAITEMENT

DE L'EMPYÈME CHRONIQUE

PAR L'OPÉRATION D'ESTLANDER

TRAITEMENT
DE
L'EMPYÈME CHRONIQUE
PAR
L'OPÉRATION D'ESTLANDER

PAR

Charles-Edward CORMACK
Docteur en médecine de la Faculté de Paris.

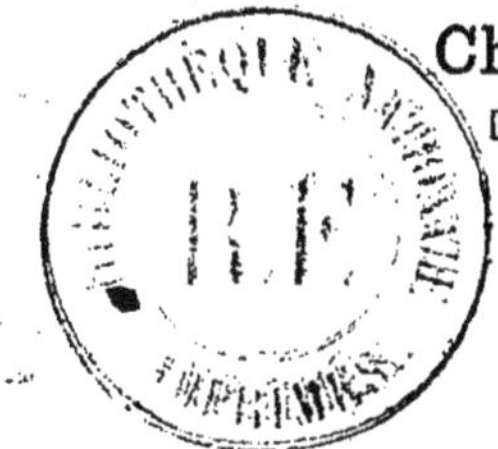

PARIS
A. PARENT, IMPRIMEUR DE LA FACULTÉ DE MÉDECINE
A. DAVY, successeur
52, RUE MADAME ET RUE MONSIEUR-LE-PRINCE, 14

1885

TRAITEMENT

DE L'EMPYÈME CHRONIQUE

PAR L'OPÉRATION D'ESTLANDER

INTRODUCTION

Dans ce modeste travail, que nous présentons à nos juges, nous nous proposons de montrer que la résection costale par la méthode d'Estlander est le seul traitement curatif de l'empyème chronique avec fistule et qu'il ne faut y avoir recours que lorsque les autres moyens ont échoué.

Après l'étude comparative de ces différents procédés, nous arrivons à démontrer par de nombreuses observations à l'appui, que l'opération d'Estlander est la seule indiquée dans les cas que nous envisageons, car c'est elle qui compte aujourd'hui le plus de succès, lorsqu'elle a été pratiquée selon toutes les règles.

Pour mener à bonne fin ce travail, nous avons largement mis à contribution la littérature médicale française et étrangère, comme on pourra s'en convaincre à la lecture de nos observations.

Qu'il nous soit permis d'adresser ici nos plus vifs remerciements à nos maîtres, MM. Bouilly et Berger, non seulement pour nous avoir inspiré ce sujet, mais aussi pour avoir bien voulu nous aider de leurs conseils et nous avoir fait répéter sur le cadavre les divers procédés opératoires de la méthode d'Estlander. Nous devons aussi des remerciements à M. Farabeuf, qui nous a facilité notre tâche en mettant à notre disposition les sujets dont nous avions besoin.

Nous remercions bien sincèrement notre cher maître, M. le professeur Ball, de nous avoir fait l'honneur d'accepter la présidence de notre thèse et nous le prions de croire à notre profonde reconnaissance pour la bienveillance qu'il n'a cessé de nous témoigner pendant toute la durée de nos études.

Nous avons cru devoir adopter le plan suivant :

Chapitre I. — Historique.

Chapitre II. — Anatomie et physiologie pathologique.

Chapitre III. — Etude critique des différents procédés employés dans l'empyème.

Chapitre IV. — Manuel opératoire d'Estlander.

Chapitre V. — Instruments nécessaires à cette opération.

Chapitre VI. — Observations de l'opération d'Estlander.

Conclusions.

Nous espérons que les photographies renfermées dans ce travail faciliteront l'intelligence de notre sujet.

CHAPITRE PREMIER

HISTORIQUE

Pour bien apprécier la valeur de l'opération, qui fait le sujet de notre thèse, nous avons cru à la fois intéressant et utile de passer rapidement en revue les diverses méthodes employées jusqu'à nos jours dans le traitement de la pleurésie purulente. Toutes ces méthodes ont en vue l'évacuation de l'épanchement et la modification des surfaces pleurales pour empêcher la reproduction de l'épanchement. Hippocrate conseillait trois méthodes pour évacuer les liquides collectés dans la plèvre ; le cautère actuel, l'incision, la trépanation d'une côte. Voici en quoi consistait le manuel opératoire d'Hippocrate.

« . . . . quant à vous, le secouant par les épaules, vous écoutez de quel côté le bruit se fait entendre. S'il n'y a pas de bruit, vous ferez, du côté où il y a du gonflement et le plus de douleur, une incision aussi bas que possible, plutôt en arrière du gonflement qu'en avant, afin que l'écoulement du pus soit fait.

« Vous inciserez entre les côtes, avec un bistouri convexe, la peau d'abord ; puis, prenant un bistouri pointu vous l'entourerez d'un linge à la pointe et vous en laisserez libre la longueur de l'ongle du pouce, alors vous enfoncez l'intrument. Ayant laissé écouler autant de pus que vous le jugerez convenable, vous mettrez une tente de lin écru que vous attacherez avec un fil. Vous évacuerez le pus une fois par jour.

« Au 10e jour vous mettrez un linge pour tente, puis vous injecterez avec une canule du vin et de l'huile tiède. On évacuera l'injection du matin le soir et celle du soir le matin. Quand le pus devient ténu, vous mettez une tente d'étain creuse, vous rognez la sonde peu à peu et vous cicatriserez jusqu'à ce que vous retiriez la sonde. Quant vous allez inciser ou cautériser observez que le patient conserve l'attitude où vous l'avez mis pour opérer, afin que la peau, élevée ou abaissée par le changement d'attitude, ne soit pas une cause d'erreur. »

La pleurotomie, telle que Hippocrate la pratiquait, resta à quelques nuances près, comme la ressource ultime pour évacuer un épanchement purulent de la plèvre jusqu'au commencement du XIXe siècle.

Ce n'est qu'en 1810, que Pelletan s'éleva contre le danger du contact de l'air avec le liquide épanché. Heister et Corvisart partagèrent la manière de voir de Pelletan.

En 1836, à la discussion qui s'engagea à l'Académie de médecine sur un mémoire de Favre, dont le professeur Bouillaud était le rapporteur, Roux, Récamier, Sanson et autres, s'élevèrent contre cette opération en s'appuyant toujours sur le danger de la pénétration de l'air dans la plèvre. G. Pelletan, pénétré de la vérité de ce qu'il avançait, avait imaginé dès 1831, pour combattre le danger qu'il signalait, dans un cas d'hydro-thorax, de se servir d'un trocart à pompe et à robinet.

Reybard arma l'extrémité externe du trocart ordinaire d'une sorte de chemise, qu'on mouillait lorsque l'on faisait usage de l'instrument. Il en résultait que lorsque le pus se présentait à la canule, il la trouvait toujours ouverte et que si l'air au contraire tendait à l'introduire dans la poitrine, dans les mouvements d'inspiration, le tuyau mouillé s'aplatissait et formait une sorte de soupape et la pénétration de l'air devenait impossible.

A partir de ce moment, plusieurs nouveaux procédés opératoires furent introduits dans le traitement de la pleurésie purulente.

Citons d'abord le drainage. Chassaignac fut le premier à employer en France la méthode du drainage, qu'il avait vulgarisé pour la guérison des abcès. Voici quelle était sa façon de procéder : il enfonçait un trocart courbe dans un espace intercostal, dès que le trocart avait pénétré dans la plèvre il le ramenait par transfixion de dedans en dehors, à travers le même espace intercostal de manière à comprendre un pont tégumentaire de deux travers de doigt de longueur. Dès que la canule du trocart était mise en place, elle servait à conduire l'anse élastique qui devait rester à demeure sous forme de séton fenêtré. Le pus s'écoule alors peu à peu et cesse de s'accumuler dans la poitrine.

A partir de 1850 la thoracentèse devient très en vogue et c'est à Trousseau qu'est dû ce revirement. Trousseau, tout en n'étant pas l'inventeur, fut le grand vulgarisateur de cette méthode. Rappelons ce qu'il dit à ce sujet :

« On me rendra, j'espère, cette justice que je parle rarement de moi et que, pour ma part, j'attache généralement peu de prix aux questions de priorité, je puis donc, une fois en passant, revendiquer ce qui me revient pour la paracentèse de la poitrine. Je n'ai pas la prétention de l'avoir imaginée, je n'ai inventé aucun instrument spécial pour faciliter cette opération, je n'ai conseillé aucun procédé qui ne fût parfaitement connu auparavant ; mais je crois avoir, sinon le premier, du moins l'un des premiers et en même temps que plusieurs praticiens étrangers à notre pays, formulé nettement la nécessité de la thoracentèse dans les pleurésies avec épanchements successifs. J'en ai établi avec précision, peut-être avec plus de précision que cela n'avait été fait avant moi, les indications ; je crois enfin avoir popularisé une méthode, qui maintenant est à peu près généralement adoptée, et à ce titre, je pense avoir fait faire quelques progrès à la thérapeutique de la pleurésie (1).

(1) Trousseau. Clinique médicale de l'Hôtel-Dieu de Paris, éd. 1861, p. 657.

Nous croyons le manuel opératoire de Trousseau trop connu pour qu'il soit nécessaire de le décrire ici.

En 1870, G. Dieulafoye imagina un instrument pour aspirer le liquide épanché dans la cavité pleurale. Son procédé est des plus simples, et l'emploi de son appareil étant d'un usage journalier dans les services hospitaliers, nous nous contentons de le signaler car la description d'un instrument aussi bien connu serait superflue.

Au drainage de la plèvre, qui permet le lavage de la cavité pleurale et l'écoulement presque continu du liquide, le professeur Potain substitua un perfectionnement nouveau qui est aussi un progrès. L'appareil porte le nom de son inventeur, c'est le « Siphon de Potain ». Voici comment l'on s'en sert : on introduit dans la partie déclive de la plèvre un tube en caoutchouc de 30 cent. dont les 2/3 doivent pénétrer dans la poitrine ; ce tube est serré au niveau de l'orifice cutané par une petite plaque de caoutchouc fixée à la peau au moyen de baudruche et collodion. On emploie alors un tube en caoutchouc bifurqué en Y et dont la branche inférieure se termine par un petit cylindre de verre un peu effilé et destiné à être introduit à frottement dans l'extrémité libre de la canule thoracique. Chacune des deux branches paires se relie parrallèlement par l'intermédiaire d'un petit tube de verre à des tubes de caoutchouc, longs de un mètre environ. L'un de ces tubes plonge dans un vase rempli de liquide, destiné aux lavages et placé à une certaine hauteur du lit, l'autre descend dans un vase, destiné à recevoir les liquides qui sortent de la poitrine. Tout le système du tube en Y et des deux longs ajutages ayant été préalablement rempli d'eau et fermé à ses trois extrémités à l'aide de serres-fines, on introduit dans la canule thoracique le tube de verre qui termine la branche impaire, puis la pince qui termine, celle-ci étant enlevée, l'appareil est prêt à fonctionner. Il suffit d'ouvrir le tube inférieur en ôtant la serre-fine, pour que le pus sollicité par la colonne d'eau s'écoule rapidement. Quant l'écoulement a cessé, on ferme le tube inférieur et on ouvre le supérieur, le liquide destiné aux lavages se précipite dans la plèvre. Lorsque la plèvre est remplie de liquide on ferme le tube supérieur et l'on ouvre le tube d'écoulement. Le lavage se fait avec de l'eau tiède, qui est remplacée, une fois le lavage terminée par un liquide antiseptique.

Nous arrivons maintenant à la pleurotomie, habituellement appelée l'empyème et qui consiste à faire entre deux côtes, à la partie inférieure de la poitrine une large ouverture qui permette le libre écoulement du contenu de la plèvre et facilite les injections, modificatrices ou antiputrides, qui peuvent ainsi être répétées à volonté. L'espace intercostal choisi est généralement le huitième. L'incision cutanée est un peu déclive par rapport à la plaie des parties profondes et la section va en s'évasant du fond à la surface. On fait des lavages à grandes eaux une fois le pus sorti et on tient la plaie béante.

Cette opération telle que nous venons de la décrire subit certaines modifications, suivant l'étendue de la poche purulente, le siège de la fistule et autres circonstances particulières qui peuvent se présenter. C'est surtout le traitement qui suit l'opération qui varie, suivant l'emploi par le chirurgien de tel ou tel médicament comme agent modificateur de la sécrétion. Presque tous les chirurgiens sont convaincus de l'importance de l'antisepsie, aussi se servent-ils pour injection soit de solutions de chlorure de zinc, d'alcool, d'acide phénique, soit d'autres solutions modificatrices.

Le Dr Peyrot, dans sa thèse, a trop bien décrit la pleurotomie antiseptique pour que nous ayons à y revenir.

Nous passerons alors à une opération qu'on fait surtout en Angleterre actuellement, et qui tient le milieu, pour ainsi dire, entre l'opération de l'empyème, dont il vient d'être question, et l'opération d'Estlander. Nous voulons parler de la résection costale. La résection costale, dans l'opération de l'empyème date du temps d'Hippocrate. Reybard et Sedillot, s'étaient déclarés partisans de cette opération. Roser, dans un travail publié en 1863 (*Archiv. für Heilkunde*), l'indique pour faciliter l'introduction de la canule à la suite de l'opération de l'empyème lorsque les côtes sont trop rapprochées les unes des autres. König la conseille en 1878 et 1880 comme règle générale dans l'opération de l'empyème. Hampelw de Riga et Wagner de Kongishütte la défendent dans leurs écrits. Tous ces chirurgiens n'avaient qu'un but en pratiquant la résection costale, qui se limitait en général à une ou deux côtes, faire une large ouverture pour permettre au pus et aux détritus contenus dans la cavité pleurale de s'écouler facilement. Cette opération diffère donc essentiellement de l'opération d'Estlander, dont le but est tout autre, et que nous décrirons en détail plus loin : qu'il nous suffise de dire ici qu'elle consiste dans la résection de plusieurs côtes, dans le but d'obtenir par affaissement des parois thoraciques l'accolement des deux feuillets de la plèvre et par suite, l'occlusion de la poche purulente ; on préviendra ainsi la formation des fistules ou on les guérira si elles existaient avant l'opération.

La paternité de l'opération dite « d'Estlander » a été fort discutée dans ces derniers temps. Roser de Marburgh, par la résection costale qu'il fit en 1859, Simon, par la résection thoracoplastique de plusieurs côtes en 1869, ont été regardés par nombre de chirurgiens comme les inventeurs de ce procédé. Mais ces deux chirurgiens en pratiquant ces deux opérations n'avaient pas en vue l'accolement des deux feuillets de la plèvre, qui est le but de l'opération d'Estlander; Roser voulait seulement agrandir l'orifice de la fistule; Simon désirait créer une large voie d'écoulement pour le pus retenu dans la poitrine, comme on peut s'en rendre compte en se rapportant aux termes mêmes de l'observation que Simon a communiquée à Peitavy (1). Létiévan, de Lyon, de son côté, a revendiqué la paternité de cette méthode. Nous avons fait des recherches à ce sujet dans divers journaux médicaux de Lyon, espérant trouver un mémoire, une note ou observation, qui donnerait raison à sa réclamation ; mais nous n'avons rien trouvé qui puisse nous permettre de lui accorder la priorité ; la résection costale qu'il fit en 1875, ayant été faite dans le but de découvrir un écoulement sanguin. Tout dernièrement, M. Gayet disait à l'Académie de médecine : « Je ne veux établir aucune réclamation, cependant j'aurais quelque droit. » Il s'appuie ensuite sur ce que l'un de ses élèves aurait répondu à son professeur, lorsqu'il soutenait sa thèse sur l'aspiration dans les abcès. — Eh quoi ! dit le professeur, pour faciliter le retrait de la paroi thoracique, M. Gayet irait jusqu'à réséquer une côte, deux côtes, trois côtes ! — Oui, monsieur le professeur, répondit l'élève, quatre s'il le fallait ! (2) Pour notre part, jusqu'à preuve du contraire, nous croyons que tout l'honneur de cette méthode revient à d'Estlander de Helsingsfors qui pratiqua cette opération pour la première fois en 1875.

(1) Zur radical operation des Empyems. Berlin. Klin. Wochenschrift, 1879, n° 19, p. 262.
(2) Bulletin de chirurgie, t. X, nov. 1884, p. 712.

L'opération d'Estlander a été faite, en France, pour la première fois, par M. Weiss, de Nancy, en 1881, et à Paris, cette méthode a été vulgarisée par notre maître M. Bouilly, qui la pratiqua pour la première fois au mois de septembre 1882, depuis MM. Berger, Championnière, Nicaise, Perrier, Kirmisson, etc.,etc., l'ont pratiquée avec des succès divers comme le prouvent nos observations.

CHAPITRE II.

ANATOMIE ET PHYSIOLOGIE PATHOLOGIQUE.

« Prenons pour type de notre description un cas simple, fréquemment observé, celui d'une pleurésie aiguë avec épanchement de sérosité fibreuse dans la plèvre, le liquide qui a pu être clair, citrin au début, prend une légère teinte louche, due comme le démontre l'examen microscopique, à la présence d'un certain nombre de leucocytes. Quelle est l'origine de ces derniers ? Rindfleich qui a étudié avec soin le processus inflammatoire des membranes séreuses, paraît avoir démontré qu'il se forme tout d'abord, aux dépens de l'épithélium qui prolifère, un certain nombre de cellules indifférentes par formation endogène ; au bout d'un certain temps le processus s'épuise, la multiplication des noyaux continue à l'intérieur des jeunes cellules sans déchirure de l'enveloppe, et ainsi se trouvent formés les leucocytes de la première heure.

« Mais ce processus dure peu, le tissu cellulaire de la plèvre irrité prolifère à son tour, et c'est désormais à ses dépens que se formeront ces quantités innombrables de leucocytes que renferme le liquide d'une pleurésie franchement purulente.

L'irritation du tissu conjonctif de la séreuse ne donne pas toujours lieu, dès l'abord, à la formation du pus, le plus souvent la prolifération cellulaire a produit à la surface de la séreuse dépouillée de son épithélium des néomembranes d'autant plus molles qu'elles sont plus jeunes et dans lesquelles ne tardent pas à se développer des vaisseaux : c'est le processus ordinaire de la pleurésie aiguë. S'il ne se fait pas dans ces conditions nouvelles un travail régressif, en un mot si la pleurésie passe à l'état chronique, les néomembranes s'organisent et forment un tissu nouveau surajouté à la plèvre et capable de l'enflammer à son tour sous l'influence de causes diverses. Tandis que les parties les plus profondes subissent la transformation celluleuse, les superficielles produisent de nouvelles couches, et en même temps des leucocytes nombreux, dont les uns restent emprisonnés dans les mailles du jeune tissu, tandis que les autres deviennent libres et nagent dans le liquide exsudé. Il est facile de se rendre compte ainsi de la formation à l'intérieur de la plèvre de véritables membranes pyogéniques, qui peuvent devenir une source intarissable de leucocytes, surtout dans les cas où le pus s'écoule au dehors d'une façon quelconque. D'autre part, on comprend également que, à mesure que les parties profondes s'organisent et subissent la transformation fibreuse, les vaisseaux peuvent diminuer et l'exsudation se modifier dans une proportion analogue. Tout se borne alors à un enkystement du liquide purulent par la fausse membrane qui devient de plus en plus fibreuse et perd ses qualités pyogéniques. Dans d'autres cas il se produit des cellules de pus, non seulement à la surface libre, mais encore à l'intérieur même du tissu de la membrane pleurale, celle-ci devient trouble, se ramollit et des pertes de substances irrégulières s'y déclarent, ces pertes de substances jouent même un rôle important dans la production des fistules (1). »

Ces lignes, empruntées à la thèse d'agrégation de notre cher maître, M. le professeur Damaschino, nous montrent d'une façon très manifeste le mécanisme de la formation du pus et de son enkystement dans la cavité pleurale.

L'empyème constitué, que devient le pus ?

L'exsudat purulent peut être résorbé, mais cette terminaison est rare ; d'ordinaire il s'établit une fistule thoracique par laquelle le pus se déverse à l'extérieur. Dans ce cas la guérison spontanée est encore possible : les deux feuillets de la plèvre se couvrent de bourgeons; ces derniers subissent la transformation fibreuse, leur vascularisation diminue, leur consistance augmente, il s'établit de solides adhérences entre les feuillets pleuraux accolés, enfin la fistule cutanée se cicatrise.

(1) Damaschino. La pleurésie purulente. Thèse d'agrégation, 1869.

Deux facteurs sont indispensables pour obtenir ce résultat : la rétraction de la loge thoracique et la dilatation du poumon ; la dilatation du poumon en permettant le rapprochement du feuillet viscéral du feuillet pariétal, la rétraction thoracique en diminuant la cavité pleurale et en rapprochant le feuillet pariétal du feuillet viscéral.

La guérison spontanée est exceptionnelle. Habituellement les parois de la poche continuent à suppurer, la fistule thoracique ne se cicatrise pas. L'empyème est devenu chronique.

Dans l'empyème chronique la plèvre est épaissie, rugueuse, infiltrée de pus ; elle est recouverte de bourgeons charnus et de fausses membranes. Ces néomembranes forment souvent un revêtement continu, une véritable poche kystique, ou souvent plusieurs poches juxtaposées. Leur épaisseur est variable, leur coloration grisâtre. Plus la pleurésie est ancienne, plus les fausses membranes sont épaisses, dures et fibreuses. Elles peuvent acquérir sur la plèvre pariétale une épaisseur de 6 à 8 mm. Elles forment alors un tissu dur, fibreux, rétractile, qui en rapprochant les côtes du côté malade entraîne la déformation thoracique et rend la guérison spontanée impossible.

Ces fausses membranes peuvent s'incruster de sels calcaires et former ainsi une poche inextensible.

La cavité qu'elles circonscrivent est irrégulière, anfractueuse, en rapport avec le poumon, la paroi thoracique et qulquefois le diaphragme. Cette cavité renferme un liquide purulent, de densité variable, de coloration jaune, grise ou verdâtre, d'une odeur fétide alliacée, nauséabonde surtout en contact de l'air. Ce pus est tantôt bien lié, homogène, crémeux ; tantôt mal lié, mélangé de sérosité, de grumeaux, de fausses membranes sous forme de flocons tenus.

La quantité de liquide exsudé varie de quelques cuillerées à 8 litres. Il se compose de leucocytes en grande quantité, de globules rouges altérés et déformés, de cristaux de cholestérine, de nombreuses granulations graisseuses et protéiques. Parfois la poche pleurale renferme un magma caséeux semblable à du mastic, dû à la résorption des parties séreuses de l'épanchement, ou des gaz d'une fétidité extrême par suite de la décomposition putride de l'exsudat. On a encore signalé dans le liquide de l'empyème la présence d'hydatides, de portions de côtes nécrosées, de cartilages costaux cariés.

Les organes voisins de la cavité purulente ont subi certaines modifications. Le poumon refoulé par la poche pleurale n'occupe pas toujours la même position ; le plus souvent il est refoulé en haut et en arrière et appliqué contre le médiastin. Il n'est pas rare de le trouver tassé et aplati dans la gouttière costo-vertébrale. Dans les pleurésies récentes, il offre peu d'altérations ; sa surface présente en quelques points des traces de pneumonie interstitielle ; dans les vieilles pleurésies chroniques le poumon est réduit à une petite masse, à une sorte de moignon de la grosseur d'un poing, entouré de fausses membranes qui l'emprisonnent dans une véritable coque inextensible. Son tissu est alors induré, sclérosé, imperméable à l'air ; la dilatation du poumon est devenue impossible et les fonctions sont à jamais abolies.

Lorsque la cavité purulente est vaste, le médiastin est repoussé du côté sain ; le poumon du côté correspondant se trouve comprimé, ce qui diminue le champ de l'hématose et augmente la dyspnée du malade.

Dans le cas de pleurésie chronique à gauche, le cœur peut être dévié de sa position naturelle. Pour que ce déplacement soit manifeste, un épanchement abondant est nécessaire. Les lésions du diaphragme sont nulles ou insignifiantes.

Passons maintenant à l'examen de la paroi thoracique qui présente des modifications importantes et utiles à connaître pour le chirurgien.

Le squelette du thorax est atteint : le thorax du côté malade est déformé, aplati, sa convexité normale a disparu. Les côtes se sont abaissées, les espaces intercostaux sont effacés par suite du rapprochement des côtes les unes des autres. La colonne vertébrale est incurvée du côté malade, l'épaule est abaissée, l'omoplate projetée en arrière. On attribue cette déformation du thorax à la rétraction de la plèvre pariétale épaissie, rétraction qui détermine l'abaissement des côtes, leur rapprochement et consécutivement l'incurvation du rachis. Notons en passant que les côtes qui se trouvent au niveau de la fistule sont habituellement usées et comme échancrées par l'irritation incessante du pus.

On sait que le pus renfermé dans la plèvre peut se faire jour par différentes voies ; par les bronches, l'abdomen, un espace intercostal. Nous ne nous occuperons que des fistules pleuro-cutanées.

La paroi thoracique peut présenter un ou plusieurs orifices fistuleux en communication avec la poche pleurale qui leur fait suite par l'intermédiaire d'un trajet plus ou moins long, plus ou moins sinueux. L'orifice cutané siège habituellement à la partie moyenne du 5e espace intercostal chez les adultes, chez les enfants on l'observe fréquemment au niveau du 2e espace intercostal. John Marshall se base sur les raisons suivantes pour expliquer le siège de prédilection de la fistule chez les adultes.

Dans les cas ordinaires, les muscles qui entrent dans la composition du 5e espace intercostal offrent les rapports suivants : l'intercostal externe qui se termine au niveau des cartilages costaux se trouve en dehors du point en question ; au niveau de ce point et un peu plus en dedans vers le sternum, il n'existe qu'un mince fascia recouvrant l'intercostal interne et le petit pectoral, qui partant de la 5e côte, est, il va sans dire, tout à fait au-dessus du 5e espace ; le bord externe du muscle droit de l'abdomen se dirigeant vers le 5e cartilage, limite le point du côté interne : le grand pectoral qui naît du 6e cartilage passe au-dessous de ce point.

Il existe donc ici un point de la cavité thoracique un peu au-dessous de la 5e côte et au-dessous du mamelon, relativement peu protégé par les muscles sous-jacents. L'intercostal interne, le mince fascia intercostal, les portions les plus faibles du grand pectoral et de l'oblique externe, ajouté au fascia superficialis et à la peau, représentent tout ce qui recouvre le sac pleural au niveau de ce point. La faible résistance des parois thoraciques en ce point nous donne la raison physiologique de la fréquence de l'ouverture spontanée en cet endroit, c'est-à-dire, au-dessous du mamelon, dans le 5e espace intercostal. Il est encore à remarquer que ce point correspond à peu près à la partie moyenne de la cavité pleurale lorsqu'elle est très distendue (1).

Nous croyons utile de terminer ce chapitre d'anatomie pathologique en reproduisant de la thèse de M. Peyrot une autopsie d'un malade atteint de pleurésie chronique.

(1) John Marshall (F.-R. S.). Professor of Surgery at University College and senior surgeon to the Hospital. Braithwaite's Retrospect of medecine, vol. LXXXV, 1882, p. 94.

G... (E.), 45 ans. Atteint d'une pleurésie séreuse très abondante à gauche, entra dans le service de M. Henry Liouville, le 8 octobre 1875. On fit plusieurs thoracentèses. Le malade en retira quelque bénéfice, puis la pleurésie devint purulente. Après une longue maladie présentant des fluctuations assez notables de mieux et de plus mal dans la santé, le malade expira le 14 novembre 1883.

« *Autopsie*, faite le 15 novembre 1883. — On trouve le cœur placé juste au milieu du thorax, reposant sur la colonne vertébrale. La poche formée par la cavité pleurale gauche est béante. Elle s'étend à tout le côté, depuis le sommet du poumon jusqu'au diaphragme qui, par suite de l'accumulation du liquide dans ce point, paraît un peu descendu. Cette poche, très adhérente à la paroi thoracique, ne peut être enlevée qu'en rasant les côtes avec un couteau. Du côté du médiastin, elle recouvre le poumon, qui, réduit au quart de son volume normal et nullement visible ailleurs, se trouve pressé le long de la colonne vertébrale. On voit dans la poche, au niveau du 7e espace intercostal, l'incision qui a été faite par M. Richet. Le fond de la poche contient une masse de fausses membranes qui forment une cloison transversale, divisant la grande cavité en deux cavités secondaires, qui pourtant communiquent ensemble : l'une supérieure, dans laquelle aboutit l'incision, elle est vide ; l'autre inférieure, presque remplie par un mélange de pus et de fausses membranes. La poche est enlevée tout entière avec le cœur, les poumons et le diaphragme. Elle est mise à côté pour être examinée plus à loisir (voir à la suite). M. Liouville constate cependant tout de suite que le poumon gauche, ratatiné, dur, densifié, est pourtant capable de se dilater par insufflation au point d'acquérir plus du double de son volume.

« Le poumon droit, dans son lobe inférieur, est très congestionné. Quelques morceaux vont au fond de l'eau. Le lobe supérieur, quoique congestionné, paraît sain ; pas de tubercules. La surface de ce poumon commence à se couvrir de petites fausses membranes indiquant un commencement de pleurésie de ce côté.

« *Cœur*. — Le péricarde présente quelques petites taches laiteuses. Il renferme environ 100 grammes d'un liquide jaunâtre, dans lequel flottent de petits flocons pseudo-membraneux. Le ventricule gauche contient des caillots allongés presque complètement décolorés. Le ventricule droit est presque rempli par un dépôt fibrineux, blanchâtre, qui pénètre dans tous les intervalles du pilier du cœur, qui les remplit et qui adhère au point d'être difficile à démêler avec la substance propre du cœur. Quelques caillots rougeâtres, minces, recouvrent par places cette masse décolorée.

« Au niveau de l'artère pulmonaire, la masse qui remplit le ventricule envoie un prolongement fibrineux, décoloré, de la dimension du pouce, à peu près dans la cavité de l'artère. La formation de tous ces caillots blanchâtres doit remonter à quatre ou cinq jours. C'est une preuve de plus de ce fait que l'asphyxie a dû commencer à cette époque.

« *Examen de la pièce fait au laboratoire de l'Hôtel-Dieu.* — La pièce consiste dans le sac pleural gauche, qui a été enlevé dans sa totalité. On a conservé le poumon gauche et le cœur. Le poumon droit qui a été retranché ne présente aucune lésion. Il est difficile de se rendre compte de la capacité de la poche, qui est largement ouverte. La circonférence des parois mesure 1 m. 10.

« Le poumon gauche forme une saillie à peu près grosse comme le poing, mais un peu plus allongée que large ; il constitue une sorte d'ovoïde adhérent à la paroi médiastine, suivant sa longueur par le 1/5e de sa circonférence. Il est libre dans toutes les autres parties, sauf supérieurement où il adhère intimement au sommet pleural par une sorte de large pédicule à diamètre presque aussi considérable que son diamètre profond. On peut avec le doigt contourner cette espèce d'adhérence.

« La paroi interne de la poche pleurale présente une ouverture de 1/2 cent. seulement de long, à bords un peu ulcérés. C'est l'ouverture qui, la veille de la mort, a été pratiquée par M. Richet. La surface interne de cette poche est remarquable par l'aspect mamelonné qu'elle présente. Elle est sillonnée par une foule de plis qui lui donnent l'aspect gauffré d'un cuir de Russie grossier. En quelques points, particulièrement au niveau de la plèvre pulmonaire, cet aspect mamelonné ne se retrouve plus. La surface est assez lisse et seulement un peu grenue et pulpeuse. La couleur de cette surface est jaune rougeâtre. Par place, une imbibition sanguine a teint en rouge plus marqué cette surface. Si l'on essaye de soulever les parties qui se montrent ainsi à cette surface interne, on voit que par places, et surtout dans les points où l'aspect mamelonné est très marqué, elles adhèrent assez fortement aux parties profondes. Dans d'autres points, au contraire, et spécialement au niveau de la partie inférieure de la plèvre costale, on peut soulever successivement un certain nombre de feuillets constitués par des membranes molles, peu consistantes, qui limitent des cavités communiquant les unes avec les autres. Un grand nombre de feuillets semblables ont été déjà enlevés. Ils forment une masse fibrineuse du volume d'une pomme. Sur toutes ces parties, il y a des dépôts flottants qui sont constitués par des fausses membranes. Quand on les incise, on tombe sur la plèvre; on la trouve très irrégulière à sa surface, rouge et injectée des îlots très rapprochés. Elle est très épaissie.

« Le tissu cellulaire sous-pleural, infiltré de graisse, est plus abondant qu'à l'ordinaire. Au niveau du diaphragme, il présente une épaisseur de 4 à 5 millim. La plèvre elle-même à ce niveau mesure à peu près les mêmes dimensions. La fausse membrane dans le même point peut avoir 1 millimètre.

« La plèvre costale est épaisse d'environ 3 millim. Les fausses membranes qui la tapissent à la partie supérieure n'ont pas plus de 1/2 millim. A la partie inférieure, la plèvre un peu plus mince est infiltrée et injectée de sang que l'on fait sourdre à la pression. Sur la saillie qui représente le poumon à l'état de rétraction, les fausses membranes sont plus minces encore que sur les autres parties de la plèvre. Au-dessous d'elle, on trouve la plèvre pulmonaire assez épaissie, mais ne dépassant pas, sur les points où elle est le plus épaisse, 1 millim. En quelques endroits, spécialement aux parties inférieures, cette épaisseur même est bien moindre, dès que l'on a raclé à ce niveau les fausses membranes. On aperçoit à travers une plèvre aussi mince que d'ordinaire la couleur noire du tissu pulmonaire.

« Au niveau de la face antérieure du poumon, on peut soulever un lambeau de fausses membranes très injectées et évidemment unies par des vaisseaux à la portion de la plèvre qui tapisse la paroi thoracique. Ce dernier, en ce point, paraît avoir à peu près son épaisseur normale.

« En résumé, et malgré l'existence de cette dernière particularité, le poumon ne se trouve pas compris dans une coque épaisse et capable de s'opposer absolument à une dilatation. Notons encore une grande épaisseur de la plèvre, au niveau du cul-de-sac formé en avant et en arrière du poumon par la réflexion de la plèvre médiastine. Elle est plus épaisse là que partout ailleurs.

« Une incision est pratiquée sur le poumon dans le sens de la longueur et montre que cet organe est comprimé, mais sain. On distingue facilement l'existence des deux lobes. On peut même, sans trop de difficulté, séparer avec le manche du scalpel les deux lobes en allant vers le hile du poumon. La ramification est compléte. Peut-être cependant y a-t-il quelques gaz logés dans l'épaisseur du tissu et une crépitation vague, difficile à affirmer. M. Liouville pense qu'il a introduit lui-même ces gaz en pratiquant comme il l'a fait l'insufflation de la pièce. Cette insufflation, au moment de l'autopsie, a amené d'une manière très manifeste la dilatation (1).

(1) Thèse de M. Peyrot. Étude expérimentale et clinique sur la pleurotomie, 1876, p. 137.

CHAPITRE III.

ÉTUDE CRITIQUE DES DIFFÉRENTS PROCÉDÉS EMPLOYÉS DANS L'EMPYÈME.

Trousseau dit : « L'expérience démontre que dans la pleurésie la plus simple, la résolution complète de l'épanchement, quelque peu abondant qu'il soit, se fait très longtemps attendre (1). » Il ajoute que la fluxion constante qu'elle produit dans les organes thoraciques est susceptible de provoquer le développement de tubercules chez les individus qui y sont prédisposés (2). Il devient manifeste alors que lorsqu'on opère un individu atteint de pleurésie et de pleurésie purulente surtout, lorsqu'il y a urgence à opérer, le choix de l'opération est loin d'être secondaire, et que celle qui amène la guérison le plus sûrement et le plus rapidement est celle qu'il faudrait employer. La thoracentèse répond-elle à cette indication ? Nous pouvons répondre assurément non ! Car, nous n'appelons pas guérison les cas où il reste une fistule permanente après la thoracentèse. Pour prouver combien la thoracentèse remplit peu ce but, il suffit de jeter un coup d'œil sur

(1) Trousseau, t. I, p. 682.
(2) Trousseau, t. I, p. 695.

nos observations, pour constater que dans l'immense majorité des cas, une seule ponction ne suffit pas ; le liquide se reproduisant, elle n'amène qu'une évacuation passagère, et on est souvent obligé de répéter l'opération plus de dix fois, et même alors la guérison est loin d'être assurée (obs. 14, etc.). Pour que la thoracentèse réussisse, il faut que la plèvre ne renferme ni caillots, ni paquets pseudo-membraneux, et justement c'est ce qu'on rencontre si souvent dans la pleurésie purulente.

1). Pleurésie à droite, datant de trois semaines. On fit la ponction ; 3 litres de sérosité transparente et fibrineuse, non purulente. Six semaines plus tard, la cicatrice de la première ponction se rompit ; écoulement continu, abondant ; d'abord légèrement purulent, puis véritable pus. Le malade maigrit, perdit ses forces.

Ne connaissant pas le siphon de Potain on se contenta de lavages de la plèvre. On envoya le malade à la campagne où il mourut dans le marasme 4 ans 1/2 après le début de la maladie.

2). K.H. Y..., 38 ans, charretier, alcoolique. Entré à l'hôpital le 9 août 1862. Malade depuis sept semaines, bronchite aiguë dix ans auparavant. Paracentèse le 18 août, sans résultat. Le 20 août, nouvelle ponction dans la région postéro-latérale, écoulement de 1034 grammes (2 pintes) de liquide séro-sanguinolent. L'orifice se ferme spontanément. Un mois plus tard environ on constate une dilatation de la cavité thoracique

(1) Leçons de clinique médicale, par Michel Peter, vol. I, p. 567, 1873.

du même côté et de la matité. L'urine devient albumineuse. Le malade retourne chez lui à la campagne ayant perdu six livres de poids pendant son séjour à l'hôpital. Quelques jours plus tard il meurt subitement pendant une promenade dans son jardin.

A l'autopsie on constate de la calcification des cartilages costaux, épaississement très considérable de la plèvre droite qui est fixée au sternum par de fausses membranes. En incisant la cavité on la trouve remplie d'un pus fétide, épais. Le poumon droit est réduit au 1/3 de son volume normal (1).

3). W. S..., reçoit un coup violent du côté gauche, pendant l'été 1861. Le 5 janvier 1862 il présente au niveau du 8e espace intercostal une tumeur pulsatile de la grosseur d'un œuf de poule. On fait le diagnostic d'un empyème pulsatile, on pratique une incision, écoulement d'environ 850 grammes de pus fétide (1 pinte 1/2).

Le malade quitte le service le 22 mai 1862, en conservant une fistule thoracique d'où suinte un peu de pus (2).

4). Une dame est atteinte d'une pleurésie une quinzaine de jours après son premier accouchement. Trousseau fait la thoracentèse et retire 1500 gr. d'un liquide louche demi-purulent. Quatre jours plus tard l'épanchement se reproduit, nouvelle ponction, 1200 grammes de pus. La plaie se ferme. L'état général de la malade est satisfaisant, mais peu à peu le pus se forme de nouveau et quinze jours plus tard il se fait, au niveau des deux points où les ponctions avaient été faites, un petit travail inflammatoire et à quelques jours de là les plaies se rouvrent et donnent issue à un grand verre de pus parfaitement inodore. Chaque jour pendant un mois il s'écoule une

(1) Medical Times, t. II, p. 406.
(2) Lancet, 1862, t. I, p. 573.

assez forte quantit de pus, et, durant quatre grands mois on trouve, tous les deux ou trois jours, 2 à 3 cuillerées de pus lié et inodore dans le pansement. Puis les plaies se ferment. Quelques jours plus tard il y a de l'oppression, et un beau jour la malade rend par la bouche près d'un verre de pus.

L'épanchement pleural en perforant le poumon s'était fait jour dans les bronches. Cette vomique ne se guérit pas avant l'hiver, près d'un an après la première opération. La malade est bien portante (1).

5). H. S..., 46 ans, facteur. Entre à l'hôpital le 26 juillet 1861. Depuis trois mois, expectoration, gêne respiratoire, toux. Le 23 août, paracentèse, 1134 gr. de pus louable. Le 27 septembre la plaie se cicatrise, et le malade sort guéri pour reprendre son travail (2).

6). H. C..., entre à l'hôpital le 7 septembre 1859. Empyéme à droite. Thoracentèse et tubes à drainage. Mort trois mois plus tard. Pendant les deux et trois semaines avant la mort, l'épanchement se renouvela du côté droit qui devint absolument mat (3).

7). J. P... Trois mois après avoir fait un effort violent entre à l'hôpital au mois de décembre 1836. On constate la présence d'une cavité purulente à gauche. On en différa l'ouverture pour le lendemain ; mais elle se fit spontanément et à la visite du lendemain on trouva le malade baigné dans son pus. A partir de ce moment le malade perdit environ 1134 gr. (2 pintes) de pus par jour par la fistule seule, et un peu plus tard il en rendait en même temps par la bouche. Le seul traitement consistait en un pansement avec de la

(1) Trousseau, édit. 1868, t. I, p. 691.
(2) Medical Times, 1863, t. II, p. 406.
(3) Lancet, 1860, sept. 29, p. 309

charpie et de la compression au moyen d'une bande roulée. On soutenait les forces par une bonne nourriture en faisant boire du porter. Au bout de trois mois, le malade se portait assez bien pour pouvoir se promener en ville, mais il était très faible, et cet état de faiblesse ne se modifia pas pendant quatre années, l'écoulement continuait toujours. Après ce laps de temps le pus fut remplacé par un écoulement sanguin, la fistule se ferma en laissant une dépression considérable dans laquelle on pouvait introduire le petit doigt. Depuis, la santé du malade resta satisfaisante (1).

8). Louise R..., 18 ans, entre à London, hospital for diseases of the chest, le 29 juin 1852. Huit ans avant elle s'était blessée à la poitrine en faisant une chute et trois ans et demi après cette chute elle commença à cracher le sang, à tousser, expectorer du pus fétide. Deux ans avant son entrée à l'hôpital elle rendait de temps à autre subitement de fortes quantités de pus par la bouche. A l'auscultation on trouva tous les signes d'un empyème à gauche. On ne fit pas d'opération, seulement traitement tonique et huile de foie de morue. La malade fréquentait la consultation du Dr Berkett pendant une année, puis elle se plaça comme bonne dans une taverne, sa santé s'améliora, l'expectoration persista mais elle diminua de beaucoup (2).

9). Journalier, 37 ans. Malade depuis trois ans. Un effort violent musculaire avait amené un empyème chronique à gauche. Le malade commençait par vomir une forte quantité de pus fétide. Trois mois plus tard le côté gauche de la poitrine devient plus volumineux. Deux ans avant d'entrer dans le service, il existait une fistule permanente à gauche. A son entrée

(1) Cormack's Journal, nov. 1842, p. 1020.
(2) Medical Times, 1854, p. 39.

dans le service, il était très maigre, crachait beaucoup (de pus fétide). Pas d'opération, le malade mourant dix jours après son entrée de convulsions urémiques (1).

10). Étudiant en médecine, 23 ans, d'une constitution robuste. Pleuropneumonie, mai 1875. Empyème à droite. Thoracentèse, septembre 1875. Deux nouvelles ponctions qui laissent à leur suite une fistule d'où s'écoule un pus tellement fétide qu'il empeste toute la maison.

Le 20 janvier 1876, le malade présente tous les symptômes de la fièvre hectique. Le malade passe alors entre les mains du Dr Bennett qui utilise le pansement antiseptique listérien. Le 2 juin la fistule se ferme. On a revu le malade vers la fin de l'année 1876, quand il se portait très bien (2).

11). Th. Kareham, charbonnier, entre au North Staffordshire Imfirmary, service du Dr Wilson, le 22 février 1856. Depuis dix-huit mois, toux et dypsnée. On reconnaît un épanchement à gauche, ponction 3448 gr. (98 onces) de pus louable. Le 18 avril, la collection purulente s'étant fermée de nouveau, et étant sur le point de se frayer une voie à l'intérieur; on fait une seconde ponction 192 gr. pus (6 onces) et un peu de sang coagulé. Le 16 mai, l'écoulement continue à être très considérable; le malade demande à retourner chez lui, et meurt quatorze jours plus tard (3).

12). Homme souffrant depuis trois ans d'une congestion pulmonaire et bronchite, crachats purulents et fétides. On fait une ponction, écoulement de pus grisâtre horriblement fétide, Le malade paraissait condamné à une mort prompte au mo-

(1) Clinical medecine, par W.-T. Gardner, physician to the Royal Imfirmary Edinb., édit. 1862, p. 419.

(2) Braithwaite's Medical Retrospect, 1877, p. 140.

(3) Medical Times, 1856, t. II, p. 443.

ment de l'opération, il conservait pendant plusieurs mois une fistule d'ou s'écoulait un pus fétide, la quantité finit par diminuer peu à peu, puis la fistule se ferma et le malade retrouva une santé parfaite (1).

13) W. J..., 40 ans. Pleurésie avec épanchement, thoracentèse trois fois au commencement de 1859. A la dernière ponction le liquide évacué est séro-purulent. Nouvelle ponction vers fin 1859, pus fétide. On fait drainage avec tube en caoutchouc par canule en argent. Injection : eau créosotée, bichromate de potasse; amélioration passagère; mort en 1860 (2).

14). R. Milson, 26 ans. Pas de pleurésie antérieure. Epanchement à gauche. Paracentèse, le 27 octobre 1847. 672 gr. (21 onces) de pus verdâtre. L'épanchement se renouvelle plusieurs fois, on fit 11 ponction successives de 1847 à 1850. La dernière au 4 ianvier 1850, les quantités évacuées étaient de 1600 gr. (50 onces), 1088 gr. (34 onces), 1280 gr. (40 onces), 836 grammes (26 onces), 2528 gr. (79 onces), 3584 gr. (112 onces), 2340 gr. (72 onces), 1824 gr. (57 onces), 1184 gr. (37 onces), 2144 gr. (67 onces), 836 gr. (26 onces), soit en tout 19872 gr. (621 onces). La guérison paraissait complète. Quelques mois après la dernière opération, l'homme ayant regagné ses forces reprit son travail (3).

15). K..., 4 ans (4). Souffrant depuis un an. Le 30 mai 1853, on constate la présence d'un épanchement considérable à gauche. Paracentèse entre 6e et 7e espace. Environ 4 litres de pus s'écoula à travers la canule dans l'espace de trois jours. Le 18 juin 1854, la fistule persistait encore, et de

(1) Braithwaite's Medical Retrospect, 1862, p. 57.
(2) Lancet, 1860, p. 339.
(3) Braithwaite's Retrospect of medecine, 1851, p. 183.
(4) Medical Times, 1854, t. II, p. 34.

temps à autre s'écoulait une forte quantité de pus. Santé générale bien améliorée.

16). J. P..., 35 ans (1). Entre à l'hôpital le 21 mars 1874. Bronchite chronique de longue date. Épanchement considérable de la plèvre à droite. Thoracentèse le 24 mars entre 7e et 8e côtes, 1588 gr. (56 onces) de pus. On voulait conserver l'orifice ouvert, mais on ne pouvait pas y arriver à cause du mauvais vouloir du malade. Amélioration. Le 27, il se fit une fistule bronchique; et à partir de ce moment le malade crachait continuellement du pus. Vers la fin du mois d'avril, on pratique une large incision avec contre-ouverture. On n'obtient pas de résultat à cause des fortes adhérences qui se trouvent au niveau de l'endroit où l'on plongea le trocart. Le malade avait consenti avec beaucoup de difficulté à cette petite opération et refusa une nouvelle tentative. Il quitta le service le 3 mai. Pas d'amélioration jusqu'au 3 juillet, puis de la diarrhée. Amaigrissement. Mort 15 novembre.

17). Adam Hartmann, 6 ans (2). Entre dans le service du Dr Bennett le 9 août 1852. Neuf mois auparavant, point de côté à gauche très intense qui dura trois jours. Plus tard dyspnée, amaigrissement. A son entrée dans le service du Dr Bennett, on reconnaît pleurésie à gauche. Le 23 août, paracentèse par le Dr Hilton entre 8e et 9e côtes, 2268 gr. (4 pintes) de pus crémeux épais, légèrement fétide. Le 4 octobre, seconde thoracentèse, 1034 gr. (2 pintes) de pus plus fétide que la première fois. Sur la fin d'octobre, une tumeur se forme au niveau de la 5e côte. On y fit une large incision; 2 à 3 litres de pus (5 à 6 pintes). A partir de ce moment, amélioration dans la santé. L'enfant était encore très pâle au

(1) Lancet, 1875, 2 oct., p. 492.
(2) Medical Times, 1854, p. 84. City of London Hospital for diseases of the chest.

mois de janvier 1854 et perdait environ de 56 à 78 gr. (2 à 3 onces) de pus par jour par la fistule. Depuis plusieurs mois, il va à l'école. En portant le pronostic le plus favorable, il faudrait probablement compter plusieurs années avant que la sécrétion pleurale cesse et que la cavité pleurale soit à sec.

18). J. M..., 40 ans (1). Entre à l'hôpital le 8 mai 1853 avec un épanchement considérable à gauche. Malade depuis six semaines. Thoracentèse le 9. Écoulement de pus excessivement fétide pendant trois semaines; à plusieurs reprises, il fallut rouvrir la plaie thoracique pour faciliter la sortie du liquide. Au bout de trois mois, quoique encore très souffrant, le malade quitta le service. Il entra alors à l'Union Imfirmary à Windsor. Pendant son séjour ici, l'épanchement fut tellement abondant que la paroi costale céda en cinq endroits différents, à de très conrts intervalles. La faiblesse était extrême. On n'avait plus aucun espoir de le guérir. Un jour on le croit mort; on fit préparer la bière; cependant, le directeur de l'établissement ayant cru reconnaître quelques signes de vie, fit donner quelques médicaments et l'homme revint à lui. Quelque temps plus tard, il quitta le service, assez rétabli pour travailler dans les champs. Il entra de nouveau à l'hôpital le 8 mars 1854. Matité complète à gauche. Il paraît que l'état général s'améliora depuis, mais on ne donna pas de plus amples détails.

19). Le 22 janvier 1853, Mme S..., 26 ans (2), entre à l'hôpital pour une pleurésie à gauche. Thoracentèse le 26 février, 10 gr. 1/2 (3 drachmes) de liquide citrin. Vers la fin de mars, abcès thoracique. Incision. Écoulement d'une forte quantité de pus. A partir de ce moment, l'écoulement jour-

(1) Lancet, 1854, t. II, p. 493.
(2) Medical Times and Gazette, janvier 1854, p. 10.

nalier était d'environ 165 gr. La malade va à la campagne. prend de l'huile de foie de morue. Au 29 octobre, une fistule purulente existait toujours, d'où s'échappait environ 75 gr. (3 onces) de pus par jour. A cette date, sa santé était bien meilleure qu'elle n'avait été jusqu'alors. Il ne peut exister de doute que, dans ce cas, la thoracentèse a converti une pleurésie séreuse en pleurésie purulente.

20). Dans le diagnos. Berl. Klin. Koch, 1869, p. 551 (1), Heddaens relate l'observation suivante : un homme est atteint de pneumothorax à la suite d'un refroidissement, suivi d'un épanchement pleurétique. On vide la cavité deux fois, en conservant l'orifice. La santé s'améliore, mais, quelques mois plus tard, le pus devient de nouveau purulent. L'état de pyrexie augmente, ainsi que l'amaigrissement, puis le malade s'éteint. M. Haddaens fait la réflexion que la seconde ponction aurait pu être remplacée avec avantage par l'établissement d'une fistule.

21). C. S..., 7 ans (2). A la suite d'un refroidissement en novembre 1851, pleurésie droite. Paracentèse 12 février 1852, écoulement en jet de 368 à 452 gr. (13 à 14 onces) de pus. L'enfant va aux bains de mer à Masgate. Il y resta jusqu'au 4 octobre; à ce moment, le pus qui sort par la fistule est de bonne nature et en petite quantité. Plus tard, la guérison devient complète. Il est emporté par le choléra en novembre. A l'autopsie, on constate que le poumon droit a presque repris ses dimensious normales. Bien entendu, les fausses membranes, etc., etc., existent comme dans toute pleurésie.

(1) A Biennial Retrospect of medecine and surgery for 1869-70, p. 137. (The New Sydenham Society.)
(2) Lancet, 1854, t. I, p. 538.

22). R. Taylor (1), jardinier, 32 ans. Entre au Brompton hospital le 21 janvier 1850. Depuis un an, il présente tous les signes de tuberculose, sauf l'hémoptysie. Il garde le lit depuis quatre mois pour une congestion pulmonaire. Traitement médical KI et nitrate. L'épanchement ne diminue pas. Paracentèse par le professeur Fergusson le 18 février, 2552 gr. (90 onces) de pus cramoisi, épais. Le 20 mars, il vomit 112 gr. (4 onces) de pus. Le 2 avril 85 gr. (3 onces). Le 14 avril 567 gr. (1 pinte). Mort le 22 avril après quelques jours de délire.

Autopsie. — Le poumon gauche était du volume d'une noix de coco. Le sac pleural renfermait beaucoup d'air et une petite quantité de pus, il était recouvert de toutes parts de fausses membranes minces. Communication entre cavité pleurale et poumon. Cœur repoussé à droite. Poumon gauche presque normal quant au volume, mais rempli de tubercules. L'examen du cerveau permit un diagnostic de mort par méningite tuberculeuse.

Le drainage et la canule à demeure ont souevnt été employés lorsqu'il y avait indication de maintenir une voie ouverte pour la sortie du pus. On a pu constater de bons résultats avec ces deux procédés, dans le cas où l'épanchement était séreux, mais combien de fois ne voit-on pas dans la pleurésie purulente qu'ils sont absolument insuffisants, non seulement parce que le malade est condamné, dans la plupart des cas, à porter la canule pendant très longtemps, quelquefois pendant plusieurs années (obs. 23, 31, 32, 33, etc.), mais

(1) Medical Times, janvier 1854, p. 36.

encore parce que la lumière du tube s'oblitère par de fausses membranes, ce qui expose à des complications si on n'y porte remède à temps.

Montorel Martin dit à ce sujet, en parlant des canules à demeure du siphon de Potain, etc. « Je les ai vues se boucher, refuser tout service, et les malades périr par la rétention du pus, par l'infection putride si l'on ne vient à leur secours par l'opération de l'empyème (p. 116).

Les injections modificatrices de la plèvre ont donné un certain nombre de résultats satisfaisants, soit qu'on les ait employées seules, soit qu'elles aient été combinées avec le drainage. On a combiné le procédé de drainage avec le procédé des injections modificatrices. L'emploi isolé échoue le plus souvent. Si, par hasard, on obtient une guérison, ce n'est qu'après y avoir eu recours pendant un temps assez long. Trousseau relate un cas où l'épanchement purulent fut ponctionné trois fois, au moyen d'un trocart. On fit plus de deux cents injections de teinture d'iode et presque autant d'injections d'autres agents modificateurs. Il obtint la guérison au bout de vingt mois, et pendant ce temps il y avait eu plus de quarante litres de pus évacué.

De plus, l'appareil de Dieulafoye ainsi que celui du professeur Potain, tout en ayant rendu des services immenses dans le traitement de la pleurésie purulente et ayant donné plusieurs guérisons, employés seuls ou combinés, s'exposent aux mêmes reproches que nous faisons aux tubes de drainage, ils se bouchent facilement, surtout le premier. Toutes les méthodes que nous venons de passer en revue, présentent encore cet inconvénient grave que, dans les pleurésies purulentes à grandes cavités, il est rare qu'on arrive à vider la cavité d'une manière efficace, si on ne fait intervenir une autre opération chirurgicale.

23). Femme, qui a eu un empyème trois ans auparavant (1). On fit la thoracentèse et, depuis lors, elle conserve une fistule thoracique qu'on maintient ouverte au moyen d'un tube à demeure. Elle entre à l'hôpital au mois d'août 1884 pour demander si elle pouvait se passer du tube à drainage, la paroi costale étant très affaissée. On le retira; mais la température vespérale étant très élevée, on l'introduit de nouveau. A partir de ce moment, symptômes cérébraux; plus tard convulsion, fièvre, puis mort dans un état comateux. Un peu avant mort, écoulement abondant de pus fétide par la narine gauche. A l'autopsie, abcès du cerveau.

24). Homme, à bord d'un navire, 30 ans (2). Empyème à gauche, marche de la maladie lente; ce n'est que neuf mois après son début qu'il entre à l'hôpital. Ponction, tube à demeure. La santé reste satisfaisante pendant plusieurs mois, puis survient de la fièvre hectique, puis fièvre continue. Mort trois semaines plus tard. A l'autopsie on trouva la cavité de la plèvre gauche considérablement diminuée de volume.

25). Soldat, 20 ans (3). Entre à l'hôpital en décembre 1884. Ecoulement fétide d'une fistule à gauche depuis six mois, la

(1) Lancet, t. I, 1884, p. 206.
(2) British Medical Journal, 1873, feb. 24, p. 362.
(3) Lancet, 1884, t. I, p. 65.

fistule résultait d'une ponction faite à cette époque pour vider un épanchement pleurétique. Depuis six mois, il rendait par cette fistule environ 425 gr. de pus par jour. Trois semaines après son entrée à l'hôpital, on fit la paracentèse dans 5e espace. Amélioration momentanée, puis retour à l'état ancien. On pratique trois semaines plus tard une grande incision en prolongeant l'ouverture supérieure; on y glisse une sonde en argent postérieurement jusqu'à la 6e côte, puis on incisa sur le bec de la sonde et on introduisit un tube de drainage. Quatre semaines plus tard, le malade était augmenté du poids de 4 livres. La guérison était complète au bout de deux mois et demi.

26). J. H..., 6 ans (1). Pleurésie aiguë avec épanchement, novembre 1861. Paracentèse, 12 décembre. Environ 1800 gr. de pus. Le 20 janvier 1863, écoulement plus abondant et très fétide. Le 3 mars, l'écoulement se fait par trois fistules isolées; la quantité évacuée dans les vingt-quatre heures peut être évaluée à 560 gr. Le 5 mai, écoulement plus abondant; on pratique des lavages ; tube à demeure. Au mois de julllet, on retire le tube à cause de la gêne et douleur qu'il occasionne. L'enfant quitte l'hôpital conservant une petite fistule d'où s'échappe une certaine quantité de pus.

27). M. Peter (2) cite l'observation d'un homme qui fait une chute violente sur le côté. Après deux années de douleurs, il est obligé de garder le lit. Quelques jours plus tard, après une violente quinte de toux, il vomit environ 1 litre de pus. Il fut soulagé, mais il dut garder son lit encore pendant huit mois. Une année plus tard, ponction. Pendant six mois il s'écoule du pus à travers la fistule, puis cicatrisation de la

(1) Lancet, 1862, t. I, p. 572.
(2) Leçons de clinique médicale, par Michel Peter, édit. 1879, t. II, p. 47.

plaie qui s'ouvre de nouveau au bout de six semaines et laisse échapper un flot de pus épais. On dilate la fistule pour faciliter l'écoulement pleuro-bronchique et pleuro-cutané; on place un tube à demeure. Trois lavages par jour avec de l'eau alcoolisée au 100°.

Sous l'influence de cette libre sortie de pus par la plaie thoracique, la fistule pleuro-bronchique s'est peu à peu cicatrisée. Cependant, ajoute M. Peter, *il reste évident que la cicatrisation par accolement des parois du kyste preural ne pourra jamais être obtenue ; — le malade, depuis deux ans qu'il est dans le service* (1873-1875), *n'est pas plus avancé ; il se tuberculise.*

28). Femme, âgée de 39 ans, atteinte de pleurésie droite au cinquième mois de sa grossesse (1). Thoracentèse qui donne 3120 gr. de pus. Sonde à demeure. Deux mois plus tard, la plaie se ferme. Quelques jours après son accouchement, on se vit obligé de faire une nouvelle ponction à cause de la douleur et du gonflement qu'éprouvait la malade du côté droit. Il s'échappa une forte quantité de pus très fétide. Lavages à eau chaude deux fois par jour. La plaie se ferme de nouveau et un mois et demi après l'opération, la seule chose à noter c'était que le côté droit ne se soulevait pas autant que le gauche à l'inspiration.

29). Homme, 22 ans (2). Empyème à droite, datant de dix-huit mois. Il entre à Stevens Hospital. On vide trois fois la cavité avec l'aspirateur. Lavages phéniqués. La guérison tardant à se faire, on pratiqua une incision intercostale et on plaça une canule à demeure. Lavages antiseptiques. Le malade

(1) Biennal Retrospect of medecine and surgery, 1869 70, p. 137. (The New Sydenham Society.)
(2) British Medical Journal, 1873, feb. 24, p. 362.

quitte le service dans un état de santé satisfaisant, mais en conservant sa fistule.

30). Georges Faw (1), 30 ans, laboureur, entre à l'hôpital le 10 décembre 1830. Quatorze mois auparavant, pleurésie aiguë qui l'obligea à garder le lit pendant huit semaines. Environ trois mois plus tard, légère incision au-dessous du mamelon droit. Incision au mois de juillet, 1 litre de matière purulente. Vers fin août, deux ouvertures se firent spontanément à côté de la première. Diarrhée, vomissements.

Traitement. — Toniques.

Le 18 janvier, une petite canule et un cathéter n° 8 furent introduits côte à côte dans l'ouverture pleurale. Lavage à eau distillée, chauffée à 32°. Nous nous proposions de répéter cette opération de temps à autre si le malade avait voulu rester dans le service.

31). D. K. A. Smith, de Francfort, relate l'observation suivante :

Ancien soldat de la Crimée, 52 ans, syphilis dans sa jeunesse, santé toujours excellente jusqu'au mois de juillet 1880. A cette époque, il fut atteint d'une pleurésie à droite. Il garda son lit pendant une année. Au bout de six mois de maladie, deux fistules s'ouvrirent au niveau des sixième et septième espaces intercostaux en dehors du mamelon. Lorsqu'on vit le malade pour la première fois, il avait une fièvre hectique-œdème des deux jambes. Amaigrissement considérable. Au mois de septembre 1881, il entra à Saffun Karden Hospital. On fit deux larges incisions au niveau des fistules ; il s'écoula

(1) Leçons cliniques sur les principes et la pratique de la médecine. John Hughes Bennett, M. D., professeur de physiologie, d'histologie et de chirurgie médicale à l'Université d'Edimbourgh, édit. française, t. II, p. 261.

(2) British Medical Journal, 1883, mai 19, p. 946.

une forte quantité de pus fétide. Tube à drainage en permanence, lavages journaliers avec une faible solution d'acide phénique. On poursuivit le même traitement pendant douze mois. L'état général s'améliore. A l'heure actuelle, les incisions sont cicatrisées.

32). Fille, âgée de 10 ans (1). Fistule pleurale, depuis deux ans, au troisième espace intercostal en avant. Tube à drainage en permanence au troisième espace où le pus s'était frayé un chemin pour la seconde fois. Guérison complète au bout de deux ans.

33). Homme, 20 ans (2). Epanchement pleural à droite. Thoracentèse. Fermeture de la plaie. Quelque temps plus tard, il se forme spontanément une fistule pleurale au niveau du deuxième espace intercostal. La fistule se ferme. Une nouvelle fistule au niveau de la première incision. On place un tube à drainage entre le neuvième et le dixième espace intercostal et la première incision. Pendant trois mois et demi il portait ces tubes à drainage et était obligé de rentrer continuellement à l'hôpital. Amaigrissement. Quelque temps plus tard, les fistules se fermèrent et la santé générale s'améliora un peu.

On peut intervenir chirurgicalement de trois manières : 1° par l'opération de l'empyème vulgaire ; 2° par une large incision ; 3° par la résection d'une ou de deux côtes. Toutes ces méthodes n'ont qu'un seul objet en vue ; faciliter la libre sortie du pus. Une fois l'opération terminée, on peut hâter la guérison en utilisant le drainage, en se servant de l'appareil Potain pour les lavages, etc.

(1) British Medical Journal, avril 1872.
(2) British Medical Journal, juin 1872.

Toutes ces méthodes ont donné quelques bons résultats et le pronostic de l'empyème a été considérablement modifié depuis Laennec, qui nous a dit que l'opération pour la guérison réussit rarement. Le pronostic plus favorable est dû en grande partie aux précautions antiseptiques si communément employées actuellement dans toutes les opérations graves et qui, dans l'opération qui nous intéresse, fait disparaître une des causes que l'on considérait, il y a peu de temps encore comme aggravant singulièrement le pronostic; nous voulons parler de l'introduction de l'air dans la cavité pleurale par les larges orifices thoraciques. Admettons même, que l'introduction de l'air ait quelques inconvénients, ne sont-ils pas largement compensés par le libre écoulement du liquide et une application rigoureuse du pansement de Lister ? Ce pansement rend impossible la décomposition et la résorption du pus, et évite beaucoup de fatigue au malade en ce qu'on peut le renouveler à des intervalles plus éloignés.

La résection d'une ou deux côtes a souvent suffi pour amener la guérison (obs. 62, 63, 64, 65.) Elle a été pratiquée notamment avec succès chez les enfants, comme le prouve l'extrait suivant de la *Revue des sciences médicales* (1).

(1) Revue des sciences médicales, t. XVI, 1880, p. 708. Resection of ribs in Empyema, par W. Thomas. Birmingham.

« L'auteur rapporte dans son travail neuf observations d'empyème avec résection des côtes, sur ces neuf cas qui portaient tous sur des enfants de 18 mois à 8 ans, il n'y a qu'un mort. Des huit autres petits malades, quatre sont parfaitement guéris avec expansion complète du poumon, reproduction de la côte reséquée, trois sont guéris, mais sans que le poumon ait repris jusqu'ici son expansion normale ; le dernier malade encore en observation au moment où ce travail était publié, allait aussi bien que possible. Le début de la maladie remontait de quatre à cinq semaines à trois, quatre et huit mois.

« Thomas considère l'opération comme des plus simples ; il fait l'incision ordinairement sur la 6e ou 7e côte, rugine le périoste et résèque un pouce ou deux de la côte au moyen d'une scie fine. Les angles de la plaie sont suturés en ne laissant qu'un orifice suffisant pour le passage des drains. Il préfère réséquer plus largement une seule côte ou d'en lever les fragments de deux côtes au plus. Sur les sept observations de guérison achevées, l'ouverture a été fermée en quatre, cinq et six semaines.

Nous avons dit, d'autre part, que toute pleurésie chronique, non opérée, amène fatalement une fistule, mais on pourrait se demander si une fistule thoracique met la vie en danger? Si elle ne peut guérir seule? Nous répondrons que la guérison sans opération est absolument rare. Cependant nous en avons recueilli une observation (obs. 5), où l'écoulement dura quatre ans, le malade perdait ses forces ; un jour l'écoulement du pus fut remplacé par du sang, et peu de temps après il y eut cicatrisation de la fistule qui resta définitivement fermée. On ne se servit d'aucun traitement en dehors de toniques et de pansements avec de la charpie. A partir de ce moment, la santé du malade devint satisfaisante. Quant à savoir si la fistule met la vie du malade en danger, nous croyons que la question est jugée et d'une manière affirmative par de nombreuses observations (obs. 1, 6, 9, etc.). Le malade arrive presque fatalement à un état de marasme, fièvre hectique, etc. Donc, une opération est nécessaire pour guérir cette fistule, et nous avons vu que l'on ne peut pas compter trop sur les procédés opératoires que nous venons de passer en revue.

34). Homme atteint d'empyème à gauche (1). Thoracentèse, 5105 gr. de pus (9 pintes). La plaie se fermait pour s'ouvrir de nouveau au bout de quinze jours. Pendant un mois, l'écoulement journalier était d'environ 560 gr. L'état du malade s'empira tous les jours. On essaya alors des injections composées de 3 gr. 1/2 (1 drachm) de liq. iodée (U. S. Dispens) et 28 gr. 1/2 d'eau (1 once) tiède. Dès le lendemain, la sécrétion diminua de moitié. Pendant cinq jours consécutifs, on augmenta la quantité d'iode, puis on se servit de la liq. iodée pure. L'écoulement diminua de plus en plus. On a eu des nouvelles du malade trois ans après. Il se portait alors bien.

(1) Braithwaite's Retrospect of medecine, 1855, p. 109.

35). Ol. M..., âgé de 27 ans (1), est atteint d'une pleurésie environ une année avant d'entrer dans le service ; à la suite empyème ; il fut traité à l'hôpital par ponction aspiratrice et tube à demeure. L'écoulement continuait toujours. Le malade passe alors entre les mains du Dr G. E. Fergusson, qui pratique une légère incision entre les sixième et septième côtes ; 1421 gr. (45 onces) de pus fétide. On place une canule en argent à demeure. Pansement : gaze phéniquée, étoupe phéniquée pendant quinze jours. Au bout de ce temps, on se sert d'une solution iodée 817 gr. (2 drachms 1/2), pour 567 p. d'eau (1 pint). Un mois plus tard, l'écoulement avait presque cessé. On se sert alors de 5 0/0 de sel ordinaire dans l'eau comme lavage de la cavité. Le malade quitte l'hôpital et trois mois plus tard, on apprend que la guérison est complète.

36). Le malade fait une chute de 28 pieds (2) ; il reste huit semaines sans connaissance. Quinze jours après avoir repris connaissance, il va à l'hôpital. Abcès dans l'aisselle gauche, portant entre le cinquième et le sixième espace intercostal. Cataplasmes pendant quinze jours, puis incision. Forte quantité de pus fétide. Le malade quitte l'hôpital au bout de dix mois. La suppuration est abondante. Il reste six mois chez lui. La suppuration devient de plus en plus fétide et de plus en plus abondante. Il entre de nouveau à l'hopital. Aplatis- du thorax et matité à gauche. Un stylet introduit dans la fistule fait reconnaître l'existence d'une vertèbre dorsale rugueuse. Lavage avec solution aqueuse phéniquée au 40e, pansement antiseptique. L'écoulement ne cessant pas, on introduit une canule en argent fenêtrée; il s'écoula 2268 gr. (80 onces), de pus horiblement infect. Lavages phéniqués. Le lendemain, la fétidité avait diminué et l'écoulement n'était plus que de

(1) Braithwaite's Retrospect of medecine, 1881, p. 97.
(2) Edinburgh Medical Journal, mai 1877, p. 1001.

2552 gr. (60 onces). Au 18 novembre, l'écoulement n'était plus que de quelques gouttelettes. Peu à peu la fistule se ferma. On diminua la longueur du tube, pour le retirer tout à fait le 9 février. A ce moment le poumon était en contact avec la paroi thoracique. La matité à gauche avait disparu. Le cœur avait repris sa position normale. Le 8 mars, il était complètement guéri.

37). Homme, 23 ans (1), vomissements à la suite d'une maladie fébrile et à partir de ce moment expectoration purulente trois ou quatre fois dans la journée, depuis dix-huit mois.

Le 17 février, le malade entre à l'Hôtel-Dieu, de Lyon.

Diagnostic : pleurésie enkystée avec fistule pleuro-bronchique. Du 17 janvier au 18 février 1873 on fait trois ponctions exploratrices sans résultat. Le 8 mai, nouvelle ponction, 40 grammes de pus mélangé de sang. Les 11, 15, 17, 20, 23, 4, 9, 14 et 19 mai, nouvelles ponctions donnant environ 200 grammes de liquide purulent chaque fois. Après chaque ponction, injection iodée. Le 26, on se sert de l'appareil Potain; deux lavages par jour avec de l'eau alcoolisée et phéniquée. Le 9 juin, on ne peut injecter que 30 grammes d'eau. Le 18, on relève l'appareil. Le 25 juin, la fistule était fermée.

38). M. Peter (2) donne l'observation d'un homme atteint d'une pleurésie chronique non soignée. Ponctionné la première fois dix-huit mois après le début de sa maladie, on retira du pus; plus tard on pratiqua l'empyème. Il survint une amélioration dans l'état général mais la guérison ne se fit pas. C'est à ce moment que le malade passe dans le service du professeur Peter qui essaie les lavages répétés de la

(1) Lyon Médical, t. XIV, 1873, p. 433.
(2) Leçons cliniques médicales de M. Peter, t. II, p. 44.

plèvre, mais il échoue complètement. Au lavage avec l'appareil de M. Potain il y avait une amélioration relative. Environ deux mois plus tard, le malade fut pris d'un malaise chaque jour plus prononcé, on était obligé de le nourrir avec de la viande crue. Il s'écoulait toujours par la plaie une grande quantité de pus mélangé avec du sang. Il présentait, en outre, tous les symptômes de la tuberculose. Mort le 1er janvier 1874.

39). Masson, 39 ans (1). Entre dans le service du Dr d'Heilly, le 14 juillet 1877. Vaste épanchement remplissant toute la cavité gauche. Ponction le même soir avec l'appareil Dieulafoy qui donne issue à une quantité de 500 grammes d'un liquide très hématique. Nouvelle ponction le 15; 240 grammes même liquide. Le 25 juillet, on en extrait 1/2 litre avec l'appareil de Potain. Le 3 août, 1,600 grammes. Le 21, 1,600 grammes visiblement purulent. Le 27, 1,700 grammes nettement purulent. Le 5 septembre, 1,100 grammes, pas très fétide. Le 13, 2,500, mêmes caractères. Le 22, on établit une canule à demeure, et on retire par cette voie 1,600 grammes de pus fétide. Le 5 novembre, le malade part pour Vincennes, guéri en apparence. Il rentre à l'hôpital le 5 décembre. L'expectoration jaunâtre, purulente, remplit deux crachoirs dans les vingt-quatre heures. Le 9 décembre, incision. Il s'écoule une quantité considérable de pus absolument disproportionnée avec le volume de la poche. Le 3 mars 1878, le malade succomba presque subitement.

40). G..., 31 ans (2), tailleur de pierre. Soigné à Beaujon dans le service du Dr Féréol en 1880 pour une pleurésie

(1) Thèse de M. A.-H.-V. Robert. Indications et contre-indications de la pleurotomie. Opération de l'empyème par l'incision intercostale, 1881, p. 84.
(2) Thèse de M. Aimé Guinard, 1884, p. 41.

gauche. Cinq ponctions; liquide noirâtre, couleur de café ; à chaque ponction, 2 litres. Le malade sortit au bout de quatre mois, très amélioré et reprit son travail. Le 15 mars 1883, il entre dans le service du Dr Fernet, à Beaujon, avec point de côté, forte fièvre, etc. Ponction thoracique avec l'appareil de Potain, le 8 avril ; 1 litre de pus mal lié. L'épanchement se reproduit. Le 17 avril, M. Bouilly fait l'opération de l'empyème au niveau du septième espace intercostal, en utilisant l'antisepsie au maximum ; 2 litres de pus fétide. Le 15 août, la plaie est complètement cicatrisée. G... sort guéri le 18 août.

M. Guinaret donne cette observation comme une guérison complète, mais, quelques mois plus tard, la fistule s'ouvre et on se décide à faire l'opération d'Estlander. La suite de cette observation se trouve à l'observation XXXV.

41). Femme âgée de 30 ans (1). En mai 1867, pleurésie ponctionnée le 22 juin pour la première fois. On y place une canule; le surlendemain il s'écoule 4 litres de pus à travers une sonde en gomme. La plaie se cicatrise et, au mois d'août, elle quitte le service. Le liquide se reproduit et, le 12 septembre, elle entre de nouveau à l'hôpital. La plaie de la première piqûre étant ouverte, M. Potain place le siphon le 19 septembre, mais au troisième espace éloigné de la précédente piqûre. Le tube sort après un accident. Le lendemain le pus est fétide. On place un nouveau tube qui laisse écouler des grumeaux. Le 7 décembre, après un mieux notable, nouvelles difficultés, hémorrhagie à l'époque des règles. En 1868, elle va mieux, et, en février 1871, l'état est assez satisfaisant mais il s'écoule encore du pus.

42). M. D..., blanchisseuse, 29 ans (2). Entre dans le ser-

(1) Thèse de M. Quisquandam, p. 22.
(2) Thèse de M. Robert, p. 115.

vice du Dr Millard, le 3 mars 1880. Expectoration jaune verdâtre purulente.

Le 7 mars, vomique de 1,350 grammes de pus. Les vomiques se renouvellent presque journellement, et la quantité de pus évacuée varie de 100 à 1,300 grammes chaque fois.

Le 10 mai, le Dr Millard fait une ponction exploratrice avec l'appareil Dieulafoy. Il retire seulement une petite cuillerée à café de pus.

Le 6 juin, empyème à gauche à la partie postérieure, immédiatement au-dessous de l'angle de l'omoplate. Le 20 juillet, on peut considérer la fistule bronchique comme guérie. Le 10 août, la fistule cutanée est complètement fermée, et la santé générale de la malade des plus satisfaisantes.

43). Alex. W... Entre au service du Dr Millard (1), à Beaujon, le 19 janvier 1883. Il a eu une pleurésie droite et, il y a quatre mois, on a évacué 2 litres de pus que le malade comparait à de la bière. On porte le diagnostic de pleurésie droite, bronchite tuberculeuse possible. Le 20, ponction avec aspiration, 1,900 grammes de liquide purulent couleur café au lait, Le 4 mars, le malade s'est mis sur un fauteuil; la seconde fois qu'il s'est levé, vers 4 heures du soir, pour faire ses besoins, il s'est produit une hémorrhagie par la plaie, assez abondante pour couler à travers le pansement qui est complètement imbibé de sang. L'hémorrhagie s'est arrêtée d'elle-même lorsqu'on a fait marcher le malade. Elle ne se reproduit plus, mais le malade s'affaiblit de plus en plus, et succombe le 12 mars.

44). La malade a eu une pleurésie aiguë, à gauche, au mois de mai 1874 (2). Dans son enfance, elle souffrait d'une carie

(1) Thèse de M. Aimé Guinard, p. 57.

(2) Edinburg Medical Journal, 1874, p. 524. Dr Sinclair. On antiseptic treatment of Empyema.

des vertèbres dorsales qui a laissé une déformation permanente. Elle guérit de sa pleurésie, mais resta faible, maigrissait et présentait l'apparence d'une phthisique, quoiqu'on ne pouvait reconnaître les symptômes physiques. Le 11 juillet, à la suite d'une rupture de quelque chose dans le thorax, elle se trouva très soulagée. Le Dr Senelam diagnostiqua l'ouverture d'un abcès dans la cavité pleurale, ne voulant pas ouvrir l'abcès, il eut recours à la teinture d'iode, mais sans aucun succès. Au moyen de l'aspiration on retira 567 grammes (1 pint.) de pus épais et verdâtre. Le 3 août, nouvelle aspiration avec le même résultat. Comme l'épanchement se forma de nouveau on fit une incision avec le bistouri, 455 grammes (16 onces) de pus; à partir de ce moment, l'état de la malade s'améliore. Le 8 avril, elle était complètement guérie.

. 45). Le malade a été dans plusieurs services hospitaliers depuis trois ans (1). C'était un cas remarquable, offrant la cavité pleurale pleine de pus sans qu'il y eût des désordres constitutionnels. Il entre à Saint-Bartholomew peu de temps après sa première pleurésie, et était alors assez bien portant pour pouvoir aider les infirmiers dans leur service et monter et descendre l'escalier. Il y avait une matité complète à gauche. Pour la plupart des personnes qui virent le malade, l'épanchement devait être séreux et non purulent à cause de la santé générale. Il quitte l'hôpital et va aider son père comme maçon. Six semaines plus tard, il commença à cracher du pus en abondance; les choses restent ainsi quelque temps, puis le pus se fraya un passage à travers l'espace intercostal. La fistule se ferme et se rouvre plusieurs fois de suite, et, quoique l'écoulement soit considérable, la santé reste relativement bonne. On fit, il y a quelques semaines, une large ou

(1) Medical Times, 1856, p. 643.

verture pour faciliter l'écoulement du pus et on attend le résultat.

46). M. M... 8 ans (1), malade depuis seize mois. Maladie ayant débuté par point de côté à gauche. A gardé le lit pendant huit semaines. Trois à quatre mois avant de venir à la consultation, on lui avait fait une large incision pour une tumeur siégeant au-dessous du mamelon gauche. Deux semaines plus tard, fistule spontanée, un peu à gauche de l'ouverture artificielle. Le 31 mai 1849, la santé s'améliore et l'enfant vient régulièrement à la consultation. Le 20 octobre, l'écoulement commence de nouveau en grande quantité après quelques vives douleurs de la poitrine; rejet de pus fétide par la bouche; amaigrissement. Le 8 juin 1853, on attend d'un moment à l'autre la mort de l'enfant.

47). J. B..., 27 ans. En décembre 1856, pleurésie aiguë avec épanchement abondant. Résorption graduelle de l'épanchement pendant trois mois; alors on constate une fluctuation à droite. Incision dans le quatrième espace; 28 grammes de pus. Le malade quitte le service avec une fistule. Il entre à King's College hospita, trois ans plus tard; plus de 100 grammes de pus (plusieurs onces) par jour. Ascite, œdème des jambes. Après quelque amélioration, il quitte le service pour rentrer de nouveau, au mois de novembre de l'année suivante. Ascite, albumine. Mort au bout de quelques jours d'œdème pulmonaire.

48). R. S..., médecin. Pleurésie et empyème, après une fièvre typhoïde en 1850. On vide cavité avec trocart; quantité considérable de pus fétide. L'orifice cutané se ferme au bout

(1) Medical Times, 1854, p. 85.
(2) Lancet, 1860, p. 338.
(3) Lancet, t. I, 1862, p. 660.

de trois mois. Au mois de septembre de l'année suivante, nouvelle ponction; trois pintes de pus d'une fétidité abominable. Dilatation de la fistule au moyen d'un tube en gutta-percha. Au bout d'un certain temps, la sécrétion devient presque insignifiante. En 1856, la santé s'empira, la fistule s'élargit. Mort en 1857.

49). Homme, 37 ans. Pleurésie simple, à gauche. Entre à l'hôpital au mois de janvier 1868. Vésicatoires et diurétiques jusqu'au mois de mars, quand il se fit trois fistules thoraciques; pus en abondance. La fistule supérieure se ferme pour s'ouvrir six mois plus tard. Le malade quitte l'hôpital treize mois plus tard conservant sa fistule pleuro-cutanée. Un mois plus tard, il entre dans le service de M. Peter. Même état pendant plusieurs mois. Dilatation de la fistule, juillet. Introduction d'une sonde en gomme, au mois d'août. Le 13 septembre, injections alcoolisées; l'écoulement est minime. Le 7 octobre, injection nitrate d'argent au 200e. Fermeture de la fistule, qui n'était que momentanée. Au 20 novembre, la cicatrisation était complète.

50). Sergent de ville. Pleurésie purulente en 1872. Plusieurs ponctions capillaires. Après la trente-sixième ponction il se forma sur la paroi thoracique un abcès qui nécessita la pleurotomie. La guérison du malade s'acheva rapidement, mais une fistule persista en 1875.

51). Lepetit, 23 ans, soldat. Entre au Gros-Caillou le 23 mars 1875 pour une pleurésie occupant tout le côté droit. Thoracentèse, le 31 mars; 2,200 grammes pus. Nouvelle ponction le 10 avril; 1,200 grammes; troisième ponction,

(1) Leçons cliniques de M. Peter, p. 354.
(2) Thèse A.-H. Robert, 1881, p. 17,
(3) Union médicale, janv. 1877, p. 35.

1,500 grammes; quatrième ponction, 1,500 grammes ; cinquième ponction, 700 grammes; plusieurs autres ponctions, jusqu'au 15 mars, donnent de 800 à 900 grammes de pus fétide chaque fois. Le 20 mai, canule Dieulafoy à demeure. Le 17 juin, opération de l'empyème au niveau du septième espace intercostal. Au 1er novembre, l'orifice fistuleux ne fournit plus que 2 grammes de pus par jour.

52). J. P..., maçon, 27 ans (1), entre le 27 septembre 1882 à l'hôpital Lariboisière, dans le service de M. Proust. Il y avait environ trois semaines que le malade avait commencé à tousser et à souffrir dans le côté gauche de la poitrine. Le côté droit de la potirine était très augmenté de volume. La dyspnée était si intense qu'on se décida à faire immédiatement la thoracentèse. Il s'écoula 3 litres de liquide clair et citrin. Soulagement. Le 6 septembre, nouvelle ponction, 2 litres 1/2. Le 15 novembre, 3e ponction, 3 litres 1/2 liquide purulent.

Le 7 décembre, M. Duplay pratiqua l'empyème dans le 7e espace intercostal. Il sort des flots de pus et de fausses membranes volumineuses. Lavages. Le 25, on constate que le liquide qui sort par le drain exhale une odeur infecte. M. A. Guinard termine son observation en disant qu'à l'heure actuelle (août 1883) le malade est dans le même état.

53). L. F... Pleurésie gauche. Entre à l'hôpital (Hôtel-Dieu de Lyon) le 17 septembre 1882 (2). Malade depuis janvier 1881. Thoracentèse le 11 janvier 1881, 3 litres de liquide couleur café au lait. Abcès de la paroi costale. Incision, 1 litre de pus. On est obligé de conserver l'orifice ouvert à cause de la formation de fistules aussitôt qu'il se ferme.

(1) Thèse de M. Aimé Guinard, 1884, p. 64.
(2) Indications de l'opération de Letiévant (Estlander), Thèse J. Antoine, 1885, p. 28, 33.

Depuis deux ans, la fistule est occupée par une mèche de charpie.

Avril 1884. Transfert en chirurgie. Le trajet fistuleux est occupé par un drain mesurant 16 cent. Injections phéniquées et plus tard chlorure de zinc. Au fur et à mesure des injections, on diminue la longueur du drain et on le supprime définitivement lorsqu'il n'a plus que 2 à 3 cent. Cicatrisation de la fistule deux jours plus tard. On a revu le malade depuis, la guérison ne s'est pas démentie.

54). Mme H..., 27 ans (1). Bonne santé habituelle; pas d'antécédents. Pleurésie droite le 1er août 1883. Ponction avec aspirateur Dieulafoy le 27 août, 3/4 litre sérosité louche. Nouvelle ponction le 31 août, 1 litre de liquide purulent. Le 7 septembre, 2 litres de pus. Le 10 septembre, pleurotomie. Lavage au chlorure de zinc à 6 0/0. Drainage. Le 13 octobre, la plaie est presque fermée, mais non cicatrisée. Du 14 octobre au 9 novembre, la plaie opératoire reste fermée, mais le malade est repris d'une expectoration mucopurulente à odeur fétide. Dans la nuit du 9 au 10 novembre, la plaie donne spontanément issue à une certaine quantité de pus. L'écoulement persiste par le tube. Vers le milieu de janvier, on oublie un jour de fixer le tube; aussi ne le retrouve-t-on pas lors du pansement suivant. Dilatation de la plaie intercostale avec une tige de laminaire. Le 21 mars, en retirant le tube à drainage, on entraîne en même temps l'ancien tube. A partir de ce moment, la suppuration diminue rapidement. La guérison est absolument complète le 1er mai.

55). J..., 27 ans, détenu à la Santé. Pleurésie purulente gauche. Thoracentèse blanche le 14 avril 1875. Nouvelle tho-

(1) Résumé succinct d'une observation de M. le Prof. Lasègue dans les Archives de médecine, 1875.

racentèse le 16, 3 litres de pus. Le 30, empyème. Tube à drainage. Le 18 août, le malade pouvait être considéré comme guéri. Le tube, qui ne pénétrait que de 4 ou 5 cent., sortait souvent spontanément.

56). Enfant de 11 ans. Pleuro-pneumonie gauche en 1874. La pleurésie persiste après la guérison de la pneumonie. Le 31 janvier, ponction avec l'aspirateur Dieulafoy, 1440 gr. pus. Au 13 mai suivant, on avait pratiqué 14 ponctions donnant lieu chaque fois à un écoulement considérable de pus. On avait essayé de provoquer une fistule sans succès. Le 14 mai, on pratique l'empyème qui donne issue à des flots de débris membraneux. Siphon de Potain à demeure jusqu'au 20 juillet; quand on le retire, cicatrisation de la plaie le 1er août. A la fin d'août, une fistule se forme au niveau de l'ancienne cicatrice, d'où il s'échappe un flot de pus crémeux. Le tube à drainage est expulsé le 25 octobre. Impossible de le réintroduire. Depuis un an, la guérison est maintenue.

57). X..., 19 ans (1). Pleurésie aiguë à gauche avec épanchement. Mai 1880, ponction. Environ 1 litre de liquide parfaitement séreux. Rechute après refroidissement. Ponction le 15 juin, 8 à 900 gr. de pus. L'écoulement de cette quantité a eu lieu à différentes reprises, et il a fallu porter le trocart en plusieurs directions. Trois ou quatre ponctions sont pratiquées jusqu'au mois d'août, donnant de 1000 à 1500 gr. de pus. Pleurotomie le 10 janvier, gros drain ; irrigation à eau alcoolisée. A la date du 8 février, la cavité revient manifestement sur elle-même. Quelques cuillerées à peine de liquide suffisent à remplir et à laver parfaitement la poche. Question de temps à part, la guérison est à peu près certaine.

(1) Thèse de M. Robert, p. 22 et 74.

58). Joséphine, couturière, entre à la Charité le 25 août 1875 (1). Thoracentèse le 26, 1450 gr. liquide brun par aspirateur. Le 22 juillet, ponction, 200 gr. mêlés de sang. On pratique l'empyème le 18 novembre, 4 à 500 gr. pus. Nettoyage de la plèvre par lavages faits à grande eau au moyen d'un irrigateur. Deux tubes à drainage à demeure. A partir des premiers jours de 1876, on supprime un des tubes. Le 31 mars, on trouve la malade dans un état très satisfaisant. Il n'y a plus dans le trajet fistuleux qu'un très mince tube long de 10 cent. On ne peut injecter dans la cavité que deux ou trois cuillerées de liquide.

59). G..., 23 ans (2), entre à l'hôpital le 12 juin 1876 avec un épanchement qui remonte jusqu'à l'épine de l'omoplate et atteint à un travers de main la clavicule. État alarmant. Temp. 39. Thoracentèse le 28 juin, 1000 gr. pus fétide. Quelques jours plus tard, on constate un pyo-pneumothorax. Le 3 juillet, opération de l'empyème, 2 litres de pus verdâtre et fétide. Drainage. Lavages quatre fois par jour, ensuite deux fois par jour, puis une fois. Beaucoup plus tard, on les supprime totalement. L'opération fut suivie d'une amélioration prompte et très marquée. Le malade sort le 16 mars, mais on ne dit pas si la fistule existait toujours.

60). A. Delafosse, 24 ans, entre le 5 janvier 1880 dans le service de M. d'Heilly, pour une pleuro-pneumonie droite. Ponction le 24 avec l'appareil Potain, 450 gr. de liquide purulent, mais non fétide. Pendant la nuit, vomissements. Le 28 janvier, empyème. Le 14 juin, la fistule broncho-pleurale existe toujours. Le malade rentre chez lui. Le 4 juillet, l'ap-

(1) Thèse de M. Peyrot, p. 150.
(2) Thèse de Quisquandam, p. 32.

pétit est revenu. C'est à peine si on peut faire pénétrer le liquide dans la cavité pour en faire le lavage.

61). L. Ballotin, 57 ans (1), service de M. Debove, salle Jenner, 26. Antécédents tuberculeux du côté de son père. Entre à l'hôpital le 22 mai 1883, pour une pleuro-pneumonie. Le 7 juin, thoracentèse, 1 litre de pus. L'amélioration n'est que passagère. T. 40°. On pratique l'empyème le 16 juin, malgré le mauvais état général, 4 litres de pus. Le 7 juillet on retire le drain et le 9 la pleurésie avait cessé de communiquer avec l'intérieur, et il ne restait plus qu'une petite plaie bourgeonnante.

62). Le Dr Adler, de l'hôpital allemand à Londres, résèque les 6e et 7e côtes chez un enfant âgé de 5 ans, dont l'empyème datait de quatre à cinq semaines. L'enfant quitte le service au bout de quatre mois, guéri; mais une fistule se déclarant plus tard, le Dr Gerstein, six mois après, fit une incision autour de la fistule, sur le côté même, et reconnaît que les deux extrémités des deux côtes réséquées s'étaient soudées ensemble et qu'une petite poche purulente s'était formée en arrière. Il fit la résection du petit bout d'os de nouvelle formation, et la guérison ne tarda pas à se faire.

63). Jeune homme de 22 ans (2), arrivé au 18e mois d'une pleurésie purulente et conservant depuis 15 mois une fistule consécutive à l'ouverture spontanée du foyer à travers la paroi. Une première incision, faite au niveau de l'orifice fistuleux, permit un écoulement plus facile de pus sans amener la guérison. Quatre mois plus tard, Simon fit la résection sous-périostée de 3 cent. d'une côte. En six semaines, la guérison était complète et définitive.

(1) Aimé Guinard. Thèse, p. 39.
(2) The Medical Record, april 21, 1883, p. 442.

64). Une des malades de Peilavy, âgée de 64 ans, avait été opérée par incision au 43e jour d'une pleurésie purulente. Six mois après, la guérison n'étant pas obtenue et la plaie se vidant mal, on fit la résection sous-périostée dans une étendue de 3 cent. sans qu'il s'écoulât une seule goutte de sang. Au bout d'un mois, on pouvait supprimer le tube qui servait aux lavages, et quinze jours plus tard la plaie était fermée et la malade bien guérie.

65). Le Dr Lage présente un malade, W..., à la New-York surgical Society (1). Deux ans auparavant, le malade avait eu une pleurésie. et après trois mois d'une grave maladie, un épanchement persistant à gauche. Il y a trois mois, le malade ne mangeait plus, maigrissait et souffrait plus ou moins à gauche. Craignant une suppuration, le Dr Conrad demanda au Dr Lage la permission de pratiquer une opération. La permission étant accordée, il fit, le 18 août, une résection des 7e, 8e et 9e côtes dans la ligne axillaire postérieure dans une étendue de 5 à 8 cent. Il s'écoula environ 250 gr. de pus. Au bout de sept semaines, la cicatrisation était complète. A l'heure actuelle, le malade a repris son travail de charpentier.

66). L'observation suivante nous a été communiquée par notre ami le Dr Orr, de Londres. A. B... entre au Northirn au mois de janvier 1884. Dyspnée, douleur et point de côté à droite. Au niveau de la 9e côte, on aperçoit plusieurs fistules au fond desquelles on reconnaît un os malade. Par moment, l'écoulement des fistules était abondant et très fétide, et puis pendant des semaines entières l'écoulement cessa. A gauche du thorax, on pouvait voir les cicatrices d'anciennes fistules

(1) Revue des sciences médicales, t. XVI, p. 708.
(2) Boston Medical and Surgical Journal, 1881, p. 541.

qui depuis longtemps ne coulaient pas. Quatorze années auparavant, il avait été tamponné entre deux wagons de chemin de fer. Pendant deux ans, l'accident n'avait pas eu beaucoup de suites, mais alors il se produisait des fistules purulentes à gauche. Ces fistules se fermèrent au bout de cinq mois, et presque aussitôt il se forma des fistules à droite. Cinq mois avant d'entrer à l'hôpital, il avait été obligé de cesser son travail. A l'entrée, il était très maigre, essoufflé. Le lendemain de son entrée, il commença à rejeter du pus fétide par la bouche en de très fortes quantités. Au moyen d'une sonde introduite dans la plus grande des fistules à droite, on pénétra dans la cavité pleurale, et aussitôt il y eut un écoulement d'une très forte quantité de pus putride. On reconnut en même temps qu'une certaine portion de la côte était à nu, on en excisa environ 6 cent. le lendemain. On introduisit le doigt dans l'ouverture ainsi faite, on trouva le poumon réduit à état de moignon, car le doigt ne pouvait l'atteindre. Du centre de la cavité pendait une masse de matière calcaire qu'on pouvait enlever en certains endroits sous forme de plaques épaisses. Lavages de la cavité au perchlorure de mercure. Le malade, très épuisé, mourut peu de temps après l'opération.

Autopsie. — Plusieurs des côtes à droite étaient légèrement nécrosées. Le poumon droit était réduit à une lame mince de tissu pulmonaire. La plèvre, très épaissie et imprégnée de matière calcaire. La masse calcaire que le doigt avait rencontrée était une portion de la plèvre qui s'était détachée.

CHAPITRE IV

OPÉRATION D'ESTLANDER

Toutes les méthodes, que nous venons de passer en revue, s'adressent surtout aux épanchements purulents, renfermés dans une poche close de toutes parts.

Ces méthodes, pour être mises en pratique, supposent l'intégrité de la paroi thoracique, c'est-à-dire l'absence de fistule ; car s'il y a fistule, le liquide purulent s'échappe de lui-même hors de la cavité qui le circonscrit ; son évacuation, qui est le but principal de ces différents procédés, se faisant seule, il ne reste plus qu'à avoir recours à la seconde partie du traitement, nous voulons parler des injections modificatrices. Or, comme le prouvent la plupart de nos observations, toutes ces méthodes sont incertaines et rarement suivies de succès. Nous ajouterons même qu'elles sont plutôt nuisibles qu'utiles ; il suffit, pour s'en convaincre, de jeter un coup d'œil rapide sur les observations qui relatent les cas de malades traités par un de ces procédés, pour voir qu'ils entraînent à leur suite une infirmité désagréable, une fistule permanente qui ne cesse de donner issue pendant des mois et des années à un pus fétide et nauséabond. L'opération, au lieu d'être curative, n'est pas même toujours palliative.

L'opération, que nous préconisons, la résection des côtes suivant Estlander, a pour but la guérison radicale de ce que l'on appelle habituellement l'empyème chronique, en favorisant l'obturation de la poche. Pour la pratiquer, il faut qu'il y ait tendance naturelle à la disparition de la poche, en un mot il faut qu'il y ait manifestement tendance à la guérison.

La formation d'une fistule indique nettement qu'une partie de la poche est envahie par des fausses membranes, qui se sont organisées en brides cicatricielles. Ces brides, en rapprochant les feuillets pleuraux, diminuent la capacité de la cavité purulente ; le liquide épanché se trouve à un moment donné comprimé de tous côtés et il finit par se créer une voie là où la paroi thoracique offre une faible résistance, c'est-à-dire, dans un espace intercostal. La fistule qui en résulte est donc un signe d'obstruction partielle de la cavité, de tendance à la guérison. Cette cavité se fermerait complètement, si les arcs osseux, logés dans l'épaisseur de la paroi thoracique n'opposaient une force de résistance supérieure à la force de traction des brides cicatricielles qui tendent à accoler le feuillet pariétal au feuillet viscéral.

La résection des côtes supprimant les causes de résistance, la réunion des paroi de la poche devient possible dans toute son étendue et ainsi se trouve obtenue la guérison. Le principe de la méthode d'Estlander est donc celui-ci : venir en aide à la nature en temps opportun, par la résection costale. Le moment d'opérer ne sera favorable que lorsque les fausses membranes, organisées sous forme de brides, sont en quantité telle qu'elles entraînent une déformation, un aplatissement de la paroi thoracique du côté malade. L'époque la plus favorable pour opérer, paraît être du 4e au 6e mois après l'apparition de la fistule, comme en font foi toutes nos observations. Opérer avant la fistule, ou au moment de son apparition, c'est courir à un insuccès, car rien ne prouve, encore qu'il se formera des fausses membranes en quantité suffisante pour rapprocher les parois de la poche, qu'il y a tendance à la guérison naturelle.

Les nombreux succès obtenus par ce procédé et dans les conditions que nous indiquons, nous autorisent à le regarder comme le meilleur traitement des épanchements purulents chroniques de la plèvre ; aussi allons-nous étudier cette opération d'une manière complète.

Mais nous répétons que cette méthode ne doit être employée que lorsque la guérison spontanée paraît impossible, c'est-à-dire qu'il faut attendre que la tendance à la guérison spontanée soit commencée : que l'affaissement des côtes, que la déviation vertébrale, que le déplacement du poumon aient déjà rétréci la cavité pleurale. Le chirurgien intervient à ce moment pour permettre à ce travail naturel de se continuer et de se compléter.

Mais ce résultat est-il toujours possible à obtenir. Non, il s'en faut de beaucoup ; pour qu'il soit possible, il faut avant tout que la cavité ne soit pas trop grande et que le poumon ait la possibilité de se dilater et ne soit pas réduit à l'état de moignon et fixé dans sa position au moyen de fausses membranes épaisses. Une opération pratiquée dans de telles conditions ne pourrait donner un résultat satisfaisant.

Nous avons fait quelques schémas qui démontrent mieux que toute explication ce qui constituera un cas inopérable et un cas opérable. Mais comment se rendre compte de l'état de la cavité et de sa grandeur ? Faut-il juger l'étendue de cette cavité par la quantité de liquide qu'elle peut renfermer ? Non, c'est une illusion que de croire qu'on puisse arriver ainsi à évaluer son étendue. Il est parfois très difficile d'y arriver, mais un des meilleurs moyens, c'est de se servir d'une sonde Béniqué dont on peut modifier la courbure, qu'on dirige en tous sens; et suivant l'étendue dont s'enfonce la sonde dans telle ou telle direction, on arrive à avoir une idée approximative de la cavité.

L'exploration de cette cavité peut être comparée en quelque sorte à l'exploration de la cavité vésicale.

Nous reproduisons le diagramme au moyen duquel M. Nicaise est arrivé à calculer l'étendue de la cavité du malade qui fait le sujet de notre observation n° 41, et nous croyons que la plupart des chirurgiens qui ont pratiqué cette opération, se prennent à peu près de la même façon pour évaluer l'étendue de la cavité. Les chiffres obtenus sont ensuite portés sur du papier et l'opération, répétée plusieurs fois et à des intervalles différents, donne l'étendue approximative.

Les conditions de la guérison varient suivant l'âge du sujet, l'étendue de la cavité, la durée antérieure de la fistule, la bonne ou mauvaise santé relative du malade, la présence de complications telles que fistule bronchique, phthisie, etc. Une cavité purulente présentant un diverticulum situé au-dessous du niveau de la fistule, la position de la fistule. Nos observations font ressortir combien le pronostic varie suivant ces diverses conditions.

Au bout de combien de temps ne doit-on plus espérer la guérison spontanée dans l'empyème chronique, ou bien à quel moment faut-il intervenir par la résection des côtes suivant la méthode d'Estlander? Nous avons vu qu'il faut attendre jusqu'à ce que le travail de la nature, s'arrêtant dans la voie de guérison, a besoin d'un agent pour compléter la guérison.

De nos observations il ressortirait que l'intervention par la résection des côtes semble surtout indiquée entre les 6e et 12e mois de la fistule. Des 10 guérisons que nous relatons parmi nos observations, nous constatons que cinq (Obs 2, 9, 13, 27, 28) de ces malades avaient leur fistule de 3 à 10 mois, un depuis 10 mois (Obs. 8), un autre depuis 7 ans (Obs. 7). La durée de la fistule chez les autres n'est pas indiquée.

Si on attend trop longtemps pour intervenir, il se peut que les forces du malade, épuisées par une longue suppuration, ne puissent plus faire les frais de l'opération, et de plus, plus on tarde une fois que l'opération est indiquée, plus on s'expose à des complications et à des difficultés opératoires; car, au bout d'un certain temps, le poumon devient tellement adhérent par l'épaississement et la résistance des fausses membranes, que même dans le cas où l'on ferait évacuer le pus, le poumon ne pourrait plus se dilater et les deux feuillets de la plèvre ne pourraient s'accoler.

Cependant nous ne voulons pas dire qu'il faut renoncer à cette intervention rien que parce que la suppuration date de longtemps. Le malade de M. Bouilly (Obs. 7) atteint de fistule depuis sept ans et guéri complètement 3 mois après l'opération ; le malade de M. Kirmisson (Obs. 39), où la fistule durait depuis deux ans et qui, à l'heure actuelle est presque guéri, prouvent le contraire, mais plus on attend, plus on s'expose à des complications pulmonaires.

Ceci nous amène à dire que nous ne sommes pas du tout de l'avis qu'un mauvais état général soit une contre-indication pour l'opération, pourvu toutefois qu'il ne dépasse pas certaines limites ; nous dirons même qu'au contraire, le danger principal est dans le retard de l'opération et qu'à ce point de vue il est important surtout d'opérer de bonne heure les sujets suspects ou atteints de tuberculose avant que les lésions pulmonaires ne rendent l'opération inutile ou ne viennent la contrarier. Qu'on arrive dans ces cas à en obtenir la guérison, cela est démontré par l'observation 23 où la guérison fut complète, et l'observation 21 où il y eut une grande amélioration dans l'état général et une diminution très considérable de la cavité suppurante. Dans les 10 cas de décès que nous relevons, il y avait trois tuberculeux qui sont morts dans les 15 jours, quelques heures et 17 jours après l'opération (Obs. 24, 35, 36) ; mais ceci n'infirme en rien ce que nous avançons, il prouve seulement que l'intervention était trop tardive.

Les fistules les plus simples à guérir sont les fistules thoraciques simples, pourvu que la cavité suppurante soit de moyenne étendue.

La fistule bronchique est une complication grave, et toutes choses égales, rend le pronostic plus sérieux. Jusqu'ici, la plupart des malades n'ont présenté que des fistules thoraciques simples; cependant, parmi nos observations, nous citerons le malade de M. Kirmisson (n° 39) qui présentait cette complication.

Une fois que l'on a reconnu que l'opération d'Estlander est indiquée, il y a un point capital dont il faut se pénétrer. C'est de faire une large résection. Il ne faut pas reculer devant la résection de plusieurs côtes. C'est pour avoir été trop parcimonieux dans leurs résections que MM. Bouilly, Berger, Championnière et Ehrmann ont obtenu des résultats qui laissent à désirer (obs. 1, 5, 6 et 19). Il faut souvent faire un véritable désossement, une résection de huit à dix côtes. Nous insistons beaucoup sur ce point, parce que de lui dépend souvent la réussite ou la non-réussite de l'opération, et nous avons pu constater par nous-même, en assistant à la plupart des opérations d'Estlander, pratiquées dans les hôpitaux de Paris, qu'au bout d'un certain temps l'affaisement thoracique cesse lorsque la résection n'a pas été portée assez loin. Notre maître, M. Bouilly, le répète continuellement et le pratique de même.

Il peut arriver, cependant, que la cavité est tellement grande ou la santé du malade telle, qu'une opération étendue n'ait aucune chance de succès. Dans ces cas, si on juge à propos d'opérer, nous croyons avec M. Championnière que l'opération au lieu d'être étendue ne doit être que restreinte. On fait une première résection restreinte, suivie au bout de quelque temps d'une nouvelle opération et même d'une troisième, permettant ainsi au malade de se rétablir après chaque opération et au poumon de se dilater avant d'en entreprendre une autre. Si on n'arrive pas à obtenir une guérison complète dans ces conditions, au moins on peut obtenir une très grande amélioration, et encore à ce point de vue l'opération d'Estlander peut rendre de véritables services (obs. 25).

Nous donnons ci-après le résumé de nos observations. Nous avons 10 morts et 10 guérisons sur 41 opérés. Soit, 1/4 de guérisons et 1/4 de morts. Sur ces 10 morts, 4 étaient tuberculeux et sont morts quelques jours après l'opération (obs. 24, 35, 36, 41), et il est permis de croire qu'au moins 2 des autres étaient dans le même état. Deux des malades (obs. 17, 34), sont morts de septicémie et d'érysipèle et 2 autres étaient des cas inopérables (obs. 19, 34). Tous sont morts dans les trois mois qui suivirent l'opération.

Avant de terminer, nous dirons que nous ne croyons pas que la proportion entre les succès et les insuccès restera longtemps telle que nous la donnons. L'opération d'Estlander, comme toute opération nouvelle, doit fatalement donner plus d'insuccès et de résultats qui laissent à désirer, à son début, qu'elle n'en donnera plus tard, lorsqu'elle sera devenue une opération courante et que ses indications seront mieux posées. N'est-il pas vraisemblable que quelques-uns des insuccès dépendent de ce que les opérateurs n'étaient pas encore au courant de la méthode, et que d'autres ont opéré des sujets qui étaient théoriquement inopérables? Nous sommes convaincu que l'opération d'Estlander est une opération qui sera d'ici peu aussi courante que l'opération la plus banale de la chirurgie et que, mieux au courant de la méthode opératoire, les résultats seront autrement satisfaisants.

RÉSUMÉ DES OBSERVATIONS.

10 guérisons.

Obs. 2. — Par M. Bouilly. — J... (W.), 31 ans. Fistule cutanée depuis dix mois. 3 côtes reséquées. Guérison complète au bout de deux ans.

Obs. 7. — Par M. Bouilly. X..., 18 ans 1/2. Fistule depuis sept ans. Résection de 7 côtes. Guérison au bout de trois ans.

Obs. 8. — Par Estlander. — P... (A.). Fistule pendant dix-huit mois. Résection de 1 côte. Guérison en six semaines.

Obs. 9. — Par Estlander. — H... (H.), 22 ans. Fistule depuis huit mois. Résection de 3 côtes. Guérison en trois mois.

Obs. 10. — Par Estlander. — J... (J.), 56 ans. Résection de 1 côte. Cinq semaines plus tard, résection de 3 côtes. Guérison en quinze jours après dernière résection.

Obs. 13. — Par Estlnder. — H... (B.), 31 ans. Fistule depuis onze mois. Guérison en 4 mois.

Obs. 23. — Par M. Erhmann. — J... (M.), 34 ans, tuberculeux. Résection de 2 côtes. Guéri au bout de deux mois.

Obs. 27. — Par M. Saltzmann. — 21 ans. Fistule depuis dix mois. Résection de 4 côtes. Guérison en trois mois.

Obs. 28. — Par M. Saltzmann. — H... (R.), 31 ans. Fistule depuis trois mois. 4 côtes reséquées. Guéri en deux mois.

Obs. 37. — Résection de 4 côtes et partie de la clavicule. Guérison en quatre mois.

10 presque guéris.

Obs. 1. — Par M. Bouilly. — T..., 21 ans. Fistule depuis cinq ans. Cavité 70 gr. Résection 3 côtes. Nouvelle résection quatorze mois plus tard. Presque guéri.

Obs. 6. — Par M. Championnière. — Fistule depuis deux ans. Cavité 500 gr. Résection de 5 côtes. Six semaines plus tard, 4 côtes. Trois semaines plus tard, 4 côtes. Presque guéri. Oct. 1884.

Obs. 12. — Par Estlander. — A... (B.), 49 ans. Fistule six mois. Quitte le service presque guéri. Mort depuis de tuberculose.

Obs. 14. — Par Estlander. — H... (A.), 27 ans. Fistule quatre mois. Résection 4 côtes. Dix-huit mois plus tard la sécrétion persiste encore, mais elle est insignifiante.

Obs. 15. — Par Estlander. — J... (N.), 29 ans. Fistule quatre mois. Cavité 100 gr. Résection de 5 côtes. Trois mois après 1 côte. Dix mois plus tard 10 côtes. Légère suppuration persiste.

Obs. 26. — MM. Bouilly et Tillaux. — Résection de 6 côtes. Guérison presque complète.

Obs. 29. — Par M. Saltzmann. — 35 ans. Cavité 800 gr. Résection de 5 côtes. Deux années plus tard 9 côtes. Contenance de la cavité que de 50 gr. Tout promet la guérison.

Obs. 30. — Par M. Saltzmann. — R... (K.), 21 ans. Résection de 4 côtes. Guérison à espérer.

Obs. 39. — Par M. Kirmisson. — F... (J.), 19 ans. Fistule thoraciqne et bronchique depuis deux ans. Résection 4 côtes. Presque guéri.

Obs. 40. — MM. Panas et Bouilly. — Mlle C..., 12 ans. Résection de 8 côtes. Guérison presque complète.

8 améliorations sensibles.

Obs. 3. — Par J. Bœckel. — J... (V.), 35 ans. Fistule quatre mois. Résection de 2 côtes. Un mois plus tard 4 côtes. Amélioration très notable.

Obs. 4. — Par M. Berger. — F... (P.), 22 ans. Empyème pulsatile. Fistule sept mois. Résection 5 côtes. Cavité énorme. Guérison incomplète.

Obs. 5. — Par M. Berger. — H.., 59 ans. Fistule deux ans. Résection 1 côte. Cavité très grande. Six mois plus tard 2 côtes. La cavité ne renferme que 100 gr.

Obs. 21. — Par le Prof. Koranzi. — T... (V.), 36 ans, tuberculeux. Cavité 1500 gr. Résection 4 côtes. Au bout de six mois, la cavité ne renferme que 75 gr.

Obs. 22. — Par le Prof. Koranzi. — A... (H.), 22 ans. Résection 2 côtes. Grande amélioration.

Obs. 25. — Par M. Championnière. — M... (J.-B.), 49 ans. Cavité 24 cent. Résection de 5 côtes. Trois mois et demi plus tard 2 côtes. Amélioration sensible.

Obs. 31. — Par M. Saltzmann. — G... (H.), 37 ans. Fistule deux ans. Cavité 500 gr. Résection de 6 côtes. Au bout de quinze jours la cavité ne contient que 175 gr. Résultat définitif impossible à prévenir.

Obs. 32. — Par M. Mathieu. — Capitaine B..., 39 ans. Fistule neuf ans et demi. Cavité 350 gr. Résection 6 côtes. Dix semaines plus tard 6 côtes. Peu probable que la guérison soit complète.

3 stationnaires.

Obs. 18. — Par M. Th. Weiss. — X..., probablement tuberculeux. Résection 4 côtes. Un mois plus tard 4 côtes. Grande suppuration. Peu d'espoir pour obtenir la guérison.

Obs. 33. — Par M. Mathieu. — M... (P.), 21 ans. Résection 6 côtes. Une sécrétion abondante et purulente persiste.

Obs. 38. — Résection de 3 côtes. État stationnaire.

10 morts.

Obs. 11. — Par Estlander. — G... (M.-S.), 25 ans. Fistule trois mois. Résection 5 côtes. Mort six semaines après. L'état du malade était désespéré avant l'opération.

Obs. 16. — Par Estlander. — H..., 21 ans. Fistule trois mois. Cavité 1000 gr. Résection 5 côtes. Érysipèle. Mort.

Obs. 17. — Par MM. Taylor et House. — 6 ans. Résection 3 côtes. Péritonite. Mort deux mois après l'opération.

Obs. 19. — Par M. Erhmann (de Mulhouse). — G... (H.). Résection de 2 côtes. Dix-huit mois plus tard 6 côtes. Mort. Cas impossible à guérir.

Obs. 20. — Par le professeur Koranzi. — J... (K.), 24 ans. Résection 1 côte. Mort au bout de trois mois.

Obs. 24. — Par le professeur Koranzi. — K... (H.), 25 ans. Tuberculeux. Résection 1 côte. Mort quinze jours après l'opération.

Obs. 35. — Par M. Bouilly. — 30 ans, tuberculeux. Résection 8 côtes. Mort quelques heures après l'opération de choc traumatique.

Obs. 36. — Par M. Gillette. — M... (C.), 54 ans, tuberculeux. Fistule dix mois. Résection de 4 côtes. Mort dix-sept jours après l'opération.

Obs. 41. — Par M. Nicaise. — 42 ans. Cavité 18 cent. de hauteur, 12 1/2 largeur. Tuberculeux. Résection 7 côtes. Mort environ cinq mois plus tard.

En somme, nous avons :

Guérisons	10
Presque guéris	10
Amélioration sensible	8
Stationnaires	3
Morts	10
	41

CHAPITRE V.

INSTRUMENTS NÉCESSAIRES A L'OPÉRATION D'ESTLANDER.

En dehors des bistouris, pinces hémostatiques et des accessoires tels que : aiguilles, fils pour sutures, etc. qui sont les mêmes que ceux employés courramment dans n'importe quelle opération ; pour l'opération d'Estlander on se sert de quelques instruments spéciaux, qui sont des rugines et un costotome.

Notre maître, M. Bouilly, avec sa bienveillance habituelle, nous a permis de faire une photographie des instruments dont il se sert actuellement pour pratiquer l'opération d'Estlander, et nous croyons qu'il suffit d'en dire deux mots pour comprendre la manière de s'en servir.

Le costotome (*a*) est une pince coupante faite en acier trempé ; la lame supérieure, ou lame coupante est analogue à la lame correspondante du costotome des autopsies, tandis que la lame inférieure est très épaisse surtout dans son extrémité en dedans, la pointe est émoussée de sorte qu'on ne risque pas de couper les parties molles lorsque la côte est saisie.

Les rugines (*b. c. d.*) ont chacune leur emploi. La

rugine que nous désignons sur notre photographie par la lettre *b* présente une forme spéciale sur laquelle nous attirons l'attention ; tranchante à son extrémité supérieure, elle présente un bord plus élevé que l'autre, ce bord se continue avec la partie tranchante et forme ainsi une petite lame destinée à faire une petite brèche dans le muscle intercostal que l'on se propose de détacher pour permettre ensuite à la partie tranchante de détacher le muscle de son insertion. La partie tranchante de la rugine *c* est concave, elle sert à ruginer la face antérieure des côtes à enlever. Pour détacher les tendons de la face postérieure des côtes, on emploie la rugine *d*, dont l'extrémité pointue est mousse. Les autres rugines sont des rugines ordinaires semblables à celles qu'on trouve dans toutes les boîtes de dissection.

On voit, par ce qui précède, que cette opération ne réclame que des instruments d'une grande simplicité, et nous croyons inutile de les décrire plus longuement.

Dans le chapitre suivant, nous démontrerons de nouveau, en décrivant la manière opératoire, la façon dont M. Bouilly se sert de chaque instrument.

MODES OPÉRATOIRES DE L'OPÉRATION D'ESTLANDER.

Il y a trois manières d'attaquer la surface cutanée, qui constituent trois modes opératoires :

1° Incision transversale d'Estlander, photog. A. B.;

2° Incision en U de M. Bouilly, photog. C et E;

3° Incision verticale conseillée par M. Trélat, photog. D.

Nous avons répété tous ces modes opératoires à l'école pratique, et devons nos meilleurs remerciements à M. Farabeuf, pour l'empressement qu'il a mis à nous fournir des sujets.

Notre maître, M. Bouilly, a bien voulu nous consacrer plusieurs heures à l'école pratique, pour pratiquer sous nos yeux ces trois méthodes sur des sujets mis à notre disposition; nous tenons à le remercier encore une fois et à lui exprimer toute notre reconnaissance. Les photographies A, B, C, D, E, représentent ces trois méthodes et ont été tirées d'après les sujets opérés par M. Bouilly; elles n'ont qu'un but: faire ressortir les détails de l'opération, et mettre plus en évidence ses premiers temps.

Comme nous sommes partisan de la méthode de M. Bouilly, nous la décrirons en détail après avoir donné quelques explications sur les méthodes n° 1 et n° 3.

N° 1. *Incision transversale* d'Estlander. (Fig. A et B.) Dans cette méthode on fait une incision directement sur la côte transversalement et parallèlement à celle-ci; pour chaque incision on enlève deux côtes.

La figure A montre un sujet auquel on a pratiqué

deux incisions et enlevé quatre côtes. Par la figure B, nous montrons le même sujet avec les plaies cutanées suturées et les drains en place.

N° 3. *Incision verticale* conseillée par M. Trélat, et faite dans un cas d'empyème par M. Bouilly et M. Nicaise.

Ici, on fait une incision de manière à ce que la fistule se trouve au point d'entrecroisement de deux lignes qui concourent à délimiter le lambeau. On a vanté cette méthode pour la facilité qu'elle donne dans la résection des côtes, mais nous préférons la méthode n° 2 que nous décrirons plus loin.

La figure D montre un sujet dans un cas d'empyème, d'après cette méthode. Le lambeau cutané est suturé et les drains en place.

N° 2. *Incision en U*, méthode de M. Bouilly. — Avant de commencer l'opération, on ausculte le malade avec soin, on examine la cavité avec une sonde d'homme qu'on retourne dans tous les sens afin d'avoir une idée de la capacité de la cavité. On rase la poitrine s'il y a lieu ; la partie que l'on va opérer est lavée avec une solution phéniquée forte ; l'opérateur et les aides se lavent soigneusement les mains dans une solution pareille et les instrument trempent dans une solution au 20°. On administre le chloroforme avec beaucoup de soin et en surveillant bien la respiration du malade et surtout dans le cas où l'empyème siège à gauche et qu'il y a déplacement du cœur et à cause de la diminution dans le champ d'hématose par suite du refoulement du poumon, car pour cette opération plus que pour toute autre il y a des troubles cardiaques à redouter. On taille alors un lambeau demi-circulaire, comprenant la peau et le tissu cellulaire en évitant d'entrer dans les muscles sous-jacents. Les dimensions du lambeau dépendent du nombre des côtes que l'on compte réséquer ainsi que de l'étendue des fragments à enlever. Comme il arrive parfois que pendant le cours de l'opération on voit qu'il faut réséquer plus de côtes qu'on ne comptait faire au début, ce lambeau étant relevé (fig. C *a*) on fait une incision linéaire sur la partie médiane de la côte parallèle à la côte et d'une longueur égale à la partie costale qui doit être enlevée. L'incision linéaire faite, on prend la rugine (c) et on commence par ruginer la face antérieure de la côte, puis on détache les insertions musculaires inférieures et supérieures en se servant de la rugine (*b*). On se crée alors une voie de passage sur la partie interne de la côte pour le costotome. La même opération se pratique sur la face postérieure et ici on se sert de préférence de la rugine *d*. La section de la côte se fait avec le costotome déjà décrit. On glisse un des mors sur la côte qu'on coupe d'abord en dehors, puis, saisissant le fragment avec un davier, on complète la résection par une seconde application du costotome à la partie interne de la côte. Le fragment enlevé, on opère les autres côtes de la même manière. La photographie *C* ci-jointe, montre l'opération faite, telle que nous venons de la décrire, par notre maître M. Bouilly ; le lambeau *a* est relevé, trois côtes ont été réséquées dans une étendue de 6 à 8 centim. ; les numéros 1, 2, 3 indiquent les espaces laissées après l'ablation des côtes. Lorsqu'on juge que la résection a été poussée assez loin, on rabat le lambeau, on fait des sutures comme pour toute plaie cutanée de la paroi thoracique.

Si les espaces qui séparent les muscles étaient trop vastes et si la suppuration était à craindre, M. Bouilly serait disposé à mettreun drain dans ces espaces. Dans tous les cas il y aurait trois drains ainsi disposés dans le lambeau ; l'un dans la fistule, les deux autres vers les parties les plus déclives des branches de l'*U* des lambeaux.

Ces drains resteront en place aussi longtemps que la suppuration l'exigera. La poitrine est bien lavée avec de l'acide phénique au 20e. On lave la cavité au moyen d'une injection, soit phéniquée, soit avec une solution de chl. de zinc (5 °/$_0$) ou d'acide borique, puis on applique le pansement Lister.

M. Bouilly attache une très grande importance à ce qu'on comprime le lambeau en plaçant des éponges dans le pansement et se servant de bandes de caoutchouc, ce qui est un auxiliaire des plus utiles à la rétraction thoracique. Si la suppuration était très abondante, il faudrait changer le pansement tous les jours; dans le cas contraire, tous les deux ou trois jours, en ayant soin de maintenir une bonne compression au moyen des éponges et de la bande élastique. En général on ne fait pas de lavage de la plaie; il y a cependant des cas où la suppuration est tellement abondante et fétide qu'on ne peut s'en passer. Dans certains cas la guérison est rapide, dans d'autres elle tarde à se faire ; cela dépend du bon ou du mauvais état général dans lequel se trouvait le malade avant l'opération. Dans des cas heureux on a vu des malades guéris au bout de trois semaines, tandis que parfois il faut attendre des mois. L'affaissement des parois thoraciques est souvent spontané avec la résection et on peut constater des progrès journaliers ; d'autres fois l'amélioration se fait attendre. En général les malades sont épuisés par la sécrétion purulente avant de se présenter à l'opération ; il faut par conséquent les bien nourrir et leur donner des fortifiants pour venir en aide au travail récupérateur.

CHAPITRE VI

OBSERVATIONS

Observation I.

Empyème chronique. — *Fistule pleuro-cutanée* datant de cinq ans ; résection des 6e et 7e côtes, par M. Bouilly (1).

F. Trottier, 21 ans. Pleurésie gauche, en 1873. En 1877, il se forma un abcès dans la région du sein gauche. Cet abcès s'ouvrit en donnant issue à une grande quantité de pus et dans l'intervalle de deux mois il se fit autour de l'ouverture principale des trajets secondaires avec six ou sept ouvertures spontanées. En 1879 ces divers orifices secondaires s'étaient cicatrisés et il ne restait plus que la première ouverture située au-dessous du sein.

On essaie des injections phéniquées. Cautérisations, etc.

La non-réussite des moyens employés et l'état stationnaire des choses décide M. Bouilly à pratiquer l'opération d'Estlander.

Opération le 29 août 1882, résection de 7 cent. 1/2 de la 6e côte et 5 1/2 de la 7e. Deux drains sont placés dans l'angle inférieur de la plaie. Compression avec des éponges dans le pansement. Pansement de Lister.

5 septembre. Les drains inférieurs et les points de suture sont retirés, la réunion immédiate étant parfaite. Le 15. On supprime le gros drain. Le 24. Le malade repart dans son pays guéri.

(1) Bulletins de la Société de chirurgie, janv. et nov. 1884.

Cependant la fistule s'ouvre, de nouveau, le 1er novembre. Le malade entre à Beaujon le 19 mai 1883. La fistule persiste toujours, mais l'écoulement est minime. On fait la dilatation de la fistule avec des laminaria et des injections.

23 juillet. La fistule est complètement fermée.

On croyait la guérison absolue, mais malheureusement quatre mois plus tard la fistule s'ouvrit de nouveau.

6 octobre. M. Bouilly fit une nouvelle résection des sixième et septième côtes, dans une petite étendue, et comme cette résection ne paraissait pas répondre à la totalité de la cavité adjacente, il enleva environ 5 centimètres des huitième et neuvième côtes. Après leur résection, le doigt introduit dans la cavité était serré de tous côtés par des tissus durs et inextensibles, dont il était impossible d'opérer l'affaissement malgré l'ablation du squelette. M. Bouilly enleva donc séance tenante, à coups de ciseaux et à l'aide du bistouri boutonné, la plèvre pariétale épaise de 1/2 centimètre, dure comme du cuir et absolument fibreuse. Cette ablation mit à jour une cavité large d'environ 6 centimètres carrés, profonde de 8 à 10 centimètres. Celle-ci fut bourré de gaze iodoformée.

9 janvier 1883. La plaie n'avait que 4 centimètres de profondeur. Sa contenance était de 18 gr. Le malade quitte le service au mois de février, presque guéri. — 24 mars. Il écrit à M. Bouilly que la plaie est bourgeonnante. La fistule jette peu ; il se panse tous les jours. Sa santé est excellente et il passe son temps à se promener dans les champs et les bois. La guérison n'est pas douteuse.

Observation II.

Résection de 5 centimètres des cinquième et sixième côtes et 4 centimètres de la septième, par M. Bouilly (1).

J. W...., tailleur, 31 ans. Pleurésie purulente en 1881.

(1) Bulletins de la Société de chirurgie, janv. 1884, p. 960.

Drainage. La cavité ne se ferme pas. L'état général reste médiocre. Menace constante de tuberculose que rien ne vient confirmer.

20 octobre. Opération d'Estlander, résection des quatrième, cinquième, sixième côtes, dans une étendue de 5 centimètres, et de la septième, dans une étendue de 4 centimètres. Réunion complète au bout de trois jours et l'état du malade satisfaisant. Injections de chlorure de zinc à 5 0/0, tous les deux jours, pendant douze jours. Cependant, l'état de cachexie persistait. Absence totale d'appétit et expectoration albumineuse.

A partir du 14 novembre, on soumit l'opéré au lavage. Le malade augmenta de 7 livres en poids au bout de cinq mois.

Au courant de mai 1883, le malade part pour Prague.

Il était toujours possible d'introduire un drain dans le trajet cutané pleural d'une longueur d'environ 1 centimètre et demi, mais ce trajet n'aboutissait pas à une poche et il était impossible d'y injecter plus de quelques grammes de liquide qui ressortait immédiatement.

Au mois d'octobre 1884, M. Bouilly annonça la guérison complète de ce malade.

Observation III.

Résection de deux fragments de côtes de 7 centimètres et onze mois plus tard, nouvelle résection portant sur 4 côtes, par M. J. Bœckel (1).

J. Pierlinx, âgé de 35 ans. Pleurésie purulente en 1882, à la suite de ponctions capillaires pour évacuer un épanchement pleurétique. La fistule persiste jusqu'au 26 novembre 1882. On fait alors la résection de deux fragments de côtes, de 7

(1) Bulletins de la Société de chirurgie, janv. 1884, p. 961.

centimètres chacun. Drainage; pansement à la gaze iodoformée.

En avril 1883, nouvelle résection portant sur 4 côtes.

3 novembre 1883. L'opéré se présente à la consultation, la plaie a diminué de plus de moitié et elle n'est plus grande que comme une pièce d'un franc. L'état général est excellent.

Observation IV.

Empyème pulsatile traitée par la pleurotomie et les lavages antiseptiques. Fistule persistante. Résection de 1 centimètre de la septième côte et de 2 à 3 centim. de la huitième; 4 cent. de la sixième, 3 cent. 1/2 de la cinquième, et 3 de la quatrième, par M. Paul Berger (1).

F. P..., 22 ans, garçon marchand de vins, est entré à la Charité le 30 décembre 1882. Depuis quatre mois il était atteint d'un empyème pulsatile du côté gauche. Pleurotomie. Fistule persistante. Au mois d'août 1883, il devient évident que la rétraction de la cavité compatible avec la rigidité de ses parois avait atteint ses dernières limites.

25 août. Résection de 7 centimètres de la septième côte et de 2 à 3 centim. de la huitième, 3 cent. de la sixième, 3 cent. 1/2 de la cinquième et 3 cent. de la quatrième. La réunion se fit par première intention, sauf sur deux points, où un peu de suppuration se fit jour et où le stylet, pendant un mois et demi, peut être introduit jusqu'à la surface des côtes.

10 décembre. Il ne reste plus qu'une dépression avec une sorte d'entonnoir d'un centimètre de profondeur qui est encore tapissé par des bourgeons charnus; mais quoique un stylet de trousse ne puisse pénétrer plus avant, une bougie filiforme en gomme s'engage encore dans un trajet étroit de 6

(1) Bulletins de la Société de chirurgie, janv. 1884, p. 962.

centimètres environ de profondeur. Celui-ci ne donne plus qu'une tache insignifiante de pus tous les deux jours.

Observation V.

Pleurésie purulente. Empyème. Résection de 6 centimètres de la neuvième côte. Nouvelle résection, six mois plus tard, des huitième et septième côtes, dans une étendue de 8 et 3 centimètres, par M. Paul Berger.

L. H..., 59 ans, traité pour une pleurésie purulente à l'hôpital de la Charité. Empyème vers la fin de l'année; l'amélioration ne fut que passagère. Au milieu de l'année 1882, M. Berger fit la résection de 6 centimètres de la neuvième côte pour donner une plus libre issue au pus, cette côte était altérée et dénudée. Six mois plus tard, l'état restant à peu près le même, résection de 5 centimètres environ de la huitième côte et 3 de la septième, et on passa un tube à drainage assez loin en arrière dans le neuvième espace intercostal. On aurait voulu pratiquer plus tard une opération plus étendue, mais le malade présentait déjà un peu d'infiltration des extrémités inférieures et du visage, ainsi que de l'albumine dans l'urine, donc on renonça à l'opération.

Au moment où le malade quitte l'hôpital, la cavité peut contenir environ 100 grammes de liquide.

Observation VI.

Pleurésie purulente. Fistule pleurale. Résection des neuvième, huitième, septième, sixième et cinquième côtes. Quelques mois plus tard, nouvelle résection portant sur 4 côtes. Trois mois plus tard, nouvelle résection portant sur 4 côtes. Par M. L. Championnière (1).

Fistule depuis deux ans. Deux mois auparavant, le malade

(1) La Semaine médicale, 10 janv. 1884, p. 12.

avait perdu un tube à drainage dans la cavité et c'est pour retirer ce tube qu'il est entré dans le service. Fistule très profonde. Cavité très vaste, contenant 500 gr. de liquide. Résection des neuvième, huitième, septième, sixième et cinquième côtes. L'étendue de la résection variait de 11 à 5 cent.

L'état du malade s'améliora sensiblement immédiatement après l'opération, mais au bout d'un certain temps, la fistule reste stationnaire et continue à jeter.

L'état du malade était assez satisfaisant, et le 19 janvier M. Championnière pratiqua une seconde opération, jugeant qu'il avait était trop parcimonieux dans sa première résection.

La poche renfermait alors 450 gr. de liquide. L'opération était très pénible. On réséqua quatre fragments des 5e, 6e, 7e, 8e côtes, chaque fragment ayant de 5 à 6 centimètres de long. On remarqua qu'il s'était formé sur ces fragments un bout de côte nouvellement formée à la place de celles enlevées dans la première opération. Pour faciliter l'écoulement on fit une contre-ouverture en arrière à travers les muscles, on y plaça des drains.

Le malade fit des progrès sensibles à la suite de cette opération. Il quitta le service au mois de juillet, conservant sa fistule.

Le 8 septembre, le malade entre pour la troisième fois dans le service de M. Championnière, et subit sa troisième opération le 11 septembre. Cette fois M. Championnière enlève de 2 1/2 à 3 centimètres des 2e, 3e, 4e, 5e côtes. L'opération est encore plus pénible que la seconde à cause de la rétraction thoracique. M. Championnière fait une incision verticale dans l'aisselle, une incision horizontale dans le mamelon. Sutures, drainage et pansement comme à l'ordinaire. Le malade quitte le service dans le courant du mois d'octobre. La fistule jette très peu. La santé générale est bonne.

Pour les injections on s'est servi d'eau d'eucalyptus.

Observation VII.

Empyème chronique, fistule pleuro-cutanée datant de cinq ans. Résection des 6e, 7e, 8e, 9e et 10e côtes, par M. Bouilly (1).

X..., 18 ans 1/2. Cinq ans auparavant pleurésie purulente. M. Bouilly voit le malade pour la première fois dans le courant de septembre 1883. L'orifice fistuleux situé entre la 7e et la 8e côte gauche donne écoulement à un pus grisâtre. Une sonde cannelée et recourbée en cathéter introduite dans l'orifice s'enfonce en haut et en arrière dans une étendue environ de 7 à 8 centimètres. En bas il est impossible de la retourner.

Opération le 26 décembre. Incision en U à convexité inférieure, dont le sommet passe par l'orifice fistuleux et dont les deux branches écartées d'environ 8 à 10 centimètres remontent l'une vers le mamelon, l'autre vers l'aisselle.

Dissection du lambeau cutané. Incision du muscle sur les 8e, 7e et 6e côtes, dont on enlève le périoste avec la rugine ; ces côtes se touchent par leurs bords inférieur et supérieur et sont presque imbriquées. 6 cent. de la 8e, 5 cent. de la 7e, 3 cent. de la 6e, sont réséqués.

L'exploration de la cavité devenue alors plus facile, on s'aperçoit que la poche s'étendait plus bas que ne le faisait supposer le premier examen. On réséqua alors une portion de côtes au-dessous du niveau de l'orifice fistuleux, l'incision cutanée est prolongée en bas, 7 cent. environ sont enlevés sur la 9e côte qui est détachée en avant au niveau de son insertion cartilageuse et 4 cent. environ sur la 10e. On fait ensuite une contre-ouverture. Dans le courant de l'opération, la contre-ouverture étant faite trop bas a porté à travers les insertions du diaphragme.

(1) Bulletins de la Soc. de chirurgie, avril 1883, p. 265.

Le 31 décembre, six jours après l'opération. L'état général est parfait. Toutes les incisions superficielles sont réunies par première intention et sans présence d'une seule goutte de pus. Tous les fils d'argent et tous les drains, excepté le drain pleural, sont supprimés.

6 février. Depuis au moins quinze jours, le malade sort tous les jours. Il est parfaitement bien. Il y a toujours au niveau de l'ancienne fistule une petite quantité de suppuration. Guérison complète vers fin février. Nous avons vu le malade chez M. Bouilly, au mois de mars, et c'est avec la permission de notre maître que nous avons fait la photographie du malade, le 19 mars 1883, c'est-à-dire quatre-vingt-quatre jours après l'opération, croyant qu'il y avait un certain intérêt à faire voir la cicatrice à gauche ainsi que l'incurvation.

Observation VIII.

Résection de 5 cent. de la 6e côte. *Fistule* depuis dix-huis mois, par Estlander (1).

P. H..., 22 ans, admis à l'hôpital de Heidelberg le 19 septembre 1879. Depuis un an et demi, il est atteint d'un empyème gauche, qui trois mois après le début de la maladie s'ouvrit spontanément. Dilatation de l'orifice fistuleux. La fistule se ferma.

Pour obtenir une ouverture permanente de la fistule, on réséqua 5 cent. de la 6e côte. Il y eut hémorrhagie de l'intercostale qu'on lia. La section de l'os se fit avec une chaîne.

(1) Les observations nos VIII, IX, X, XI, XII, XIII, XIV, XV, XVI, XVII, XVIII sont empruntées et résumées de la thèse de M. Henri Mouton, du 11 décembre 1883, no 34, intitulée : Du traitement de l'empyème chronique par des résections des côtes (procédé d'Estlander).

Six semaines après la résection, la fistule était fermée et le malade guéri.

Deux ans après, il se montra à la clinique dans un état satisfaisant, et du premier coup d'œil, on remarqua l'affaissement de la 5ᵉ et 6ᵉ côtes dont on avait réséqué un fragment.

Observation IX.

Résection de 4 cent. 1/2 de la 7ᵉ, 3 de la 6ᵉ et de la 5ᵉ côtes, par Estlander. (Thèse de M. Mouton.)

H. H..., 21 ans. Fistule thoracique depuis avril 1876. Le 13 mars 1877, résection des 7ᵉ, 6ᵉ, 5ᵉ côtes dans une étendue, de 4 1/2 et de 3 cent. Le 25 juin le malade était complètement guéri.

Observation X.

Résection de 9 cent. de la 7ᵉ côte, et cinq semaines plus tard 4 cent. de la 6ᵉ côte et 3 cent. des 5ᵉ et 4ᵉ côtes. Estlander.

J. S..., 56 ans. Le 15 décembre 1876, coup de couteau à gauche du thorax suivi d'hémorrhagie. Le 21, érésipèle autour de la blessure. Le 30 décembre la moitié gauche du thorax était remplie d'un abondant épanchement. Le 1ᵉʳ janvier 1877, ponction. 4 litres de liquide séro-hémorrhagique. Le 16 mars, résection de 9 cent. de la 7ᵉ côte et contre-ouverture, drainage. Le 24 avril, résection de 4 cent. de la 6ᵉ, et 3 cent. des 5ᵉ et 4ᵉ côtes. Le 9 juin la guérison était complète.

Observation XI.

Résection de 4 cent, des 5ᵉ, 6ᵉ, 7ᵉ, 8ᵉ, 9ᵉ côtes. Estlander.

G. M. S..., 25 ans. En 1876, pleurésie droite qui devint purulente. En février 1877, thoracentèse blanche.

Le 2 mars, on établit une fistule thoracique. On ne pouvait

faire les injections qu'imparfaitement, parce que l'eau, par suite d'une perforation du poumon, pénétrait dans les bronches et dans la bouche et occasionnait une forte toux.

Bien que l'état du malade ne laissât guère d'espoir, je résolus pourtant de faire une dernière tentative de réséquer plusieurs côtes. A cet effet j'agrandis premièrement la fistule, de manière qu'une sonde d'homme ordinaire puisse y entrer, et je sondai la cavité. Ensuite je fis par trois incisions la résection de 4 centimètres des 5e, 6e, 7e, 8e et 9e côtes.

L'état du malade jusqu'à la fin d'octobre était tantôt mieux tantôt pire, mais alors S... commença à cracher le sang, la diarrhée empira, l'urine renfermait de l'abumine et les pieds deviennent œdémateux; à ce moment la cavité ne pouvait contenir que 50 centigrammes au lieu de 1 kilogramme qu'elle renfermait auparavant. Le 2 décembre le malade mourut.

Observation XII.

Résection de 4 centimètres des 5e et 6e côtes et 2 centimètres de la 7e. Estlander. (Résumée de la thèse de M. Mouton).

André Broanda, 45 ans, dont les parents et lui aussi ont des tendances aux maladies de poitrine, tomba malade le 20 janvier 1877; enflure plus tard au côté gauche de la poitrine. Au mois d'octobre cette enflure s'ouvrit d'elle même et il y eut écoulement d'une grande quantité de pus. Depuis lors le pus a coulé continuellement. A. B... entre à l'hôpital le 22 mars 1878. M. le baron Schulten, aide-chirurgien, fit le 26 mars la résection de 4 cent. de la 5e et de la 6e côte ainsi que 2 cent. de la 7e et élargit l'ouverture de la fistule. La grandeur de la cavité diminue si vite, que le 1er avril elle ne pouvait contenir que 75 gr. et le 9 mai seulement 25 gr.

Le 20 mai le malade, qui avait presque recouvré tout à fait les forces et la santé, ne pouvant plus rester à l'hôpital, sortit malgré que l'ouverture de la fistule ne fût pas encore fermée. Ce malade est mort depuis, de tuberculose pulmonaire.

Observation XIII.

Résection de 3 à 4 cent. 1/2, des 4e, 5e, 6e, 7e, 8e, 9e côtes. Estlander. (Thèse de M. Mouton.)

H. Peltersen, 31 ans. Pleurésie purulente à gauche, au mois de mai 1877; une fistule se déclare au mois d'août et depuis lors la suppuration continua.

Il entra à l'hôpital le 17 juillet 1878. Le même jour, je réséquai des morceaux longs de 4 1/2 à 3 cent. des 4e, 5e, 6e, 7e 8e et 9e côtes par trois incisions parallèles aux côtes, et je fis une contre-ouverture au niveau de l'incision inférieure. Dès les premiers jours la capacité de la cavité diminue considérablement. La guérison était complète au bout de quelques mois.

Observation XIV.

Résection de 4 à 5 cent. des 5e, 6e, 7e, 8e, 9e et 10e côtes. Estlander. (Thèse de M. Mouton.)

H. O..., 27 ans. Fistule spontanée à gauche, au mois de mars 1877, grand écoulement de pus. La fistule siégeait entre la 7e et la 8e côte.

Le 3 août, je fis la résection de morceaux de 3 à 4 cent. de longueur des 5e, 6e, 7e, 8e, 9e et 10e côtes par trois incisions parallèles, et je fis une contre-ouverture à l'incision inférieure. Le mieux se fit sentir lentement, mais assez pour que la malade puisse profiter des derniers trajets des bateaux avant l'hiver; le 19 octobre, elle partit pour son pays lointain; ses forces étaient revenues presque entièrement; cependant, des deux ouvertures, sortait encore un peu de jus. Au printemps suivant, la fistule sécrétait encore juste sssez de matière pour humecter la charpie devant l'ouverture.

Observation XV.

Résection de 2 cent. 1/2 de la 8e, 4 cent. des 7e, 6e et 5e, 1/2 cent. de la 4e côte. Une nouvelle résection plus tard de 4 à 6 cent. de la 3e côte. Plus tard, une nouvelle résection de 2 cent. des 4e, 5e et 6e côtes. Estlander (empruntée et abrégée de la thèse de M. Mouton).

J. W..., 29 ans. Le 20 novembre 1878, pleurésie. On pratiqua, entre le 7e et 8e espace, une fistule par où il s'écoula une quantité considérable de pus.

Le 15 mars, le malade fut transporté a l'hôpital chirurgical. On pouvait alors injecter 100 cent. cubes d'eau dans la cavité. Une sonde d'homme introduite par la fistule pénétrait à environ 16 cent. directement en haut, à 10 cent. en arrière, en inclinant un peu en haut, à 5 cent. en avant; directement en bas, la cavité était oblitérée. Je réséquai 2 cent. 1/2 de la 8e, 4 cent. des 6e, 7e, 5e, et 1/2 cent. de la 4e côte. Le malade reprit en partie ses forces; mais, comme la cavité ne montrait aucune tendance à diminuer, je procédai, le 19 juillet 1879, à une nouvelle thoracoplastie; je réséquai 4 à 6 cent. de la 3e côte ainsi que des tronçons tenant à l'épine dorsale des 4e, 5e et 6e côtes. A la suite de cette opération, la cavité est allée constamment en diminuant.

Le malade ayant recommencé à travailler, il se sentit malade et rentra le 22 février. Après lui avoir fait vainement plusieurs lavages, on l'opéra une troisième fois, le 5 mai, et on réséqua 2 cent. des 4e, 5e et 6e côtes, et on essaya d'enlever une portion du périoste épaissi de plus de 1 cent. ainsi que de la plèvre. Le malade quitta le service le 19 août. Il persistait encore quelque suppuration.

Observation XVI.

Résection de 2 à 5 cent. des 8e, 9e, 10e et 11e côtes. Un mois plus tard, nouvelle résection de 4 à 6 cent. des 3e, 4e, 5e, 6e et 7e côtes. Estlander (Thèse de M. Mouton).

H..., 21 ans. Le 10 mai 1879, ouverture spontanée d'un empyème entre le 10e et 11e espace intercostal. Dilatation de la fistule. Injections. Le 12 août, résection des 8e, 9e, 10e et 11e côtes, dans une étendue de 2 à 5 cent. Pas d'amélioration sensible. On renouvelle l'opération le 13 septembre.

Dans l'examen auquel j'avais procédé préalablement, j'avais constaté que la cavité était la plus grande que j'eusse vue; elle s'étendait surtout vers le haut et avait sa plus grande largeur sous les 4e, 5e et 6e côtes, où l'on pouvait tourner la sonde dans toutes les directions. Je réséquai alors des morceaux de 4 à 6 cent. des 3e, 4e, 5e, 6e et 7e côtes; je pratiquai une contre-ouverture à l'incision supérieure et j'y introduisis un gros drain de caoutchouc que je fis ressortir par la fistule primitive.

Le 12 octobre, on trouva que la cavité pouvait contenir 1000 cent. cubes; la sécrétion augmenta alors. Le 15 novembre, il y eut de l'albuminurie dans les urines, les forces diminuèrent. Le 15 décembre, érysipèle autour de la plaie; le 21 décembre le malade mourut. A l'autopsie, on trouva toute la cavité inoblitérée; le poumon affaissé et transformé en une masse méconnaissable; le foie, les reins avaient subi la dégénérescence amyloïde.

Observation XVII.

Résection de 4 cent. des 7e, 8e et 9e côtes. Par Taylor et Howse. (*Medical Times*, 1879, tome II, page 462. Thèse de M. Mouton).

Enfant de 6 ans, admis à l'hôpital Eveline en janvier 1877

pour une pleuro-pneumonie. Incision; 300 gr. de pus. Drainages et lavages antiseptiques. Le 20 mai, on fit une contre-ouverture. A la fin de juin, une des ouvertures se ferma, de sorte que le pus ne s'écoulait plus et était retenu dans la cavité. Le 2 juillet, résection des 7e, 8e et 9e côtes dans une étendue de 4 cent. Bientôt, l'ouverture s'oblitéra et le pus fut reteuu dans la cavité, aussi le malade manifesta des symptômes hectiques.

Deux mois après l'opération, il eut de l'albumine dans les urines, puis de l'anasarque, diarrhée fréquente, et mourut ainsi à la suite de complications internes en octobre 1878.

A l'autopsie, on trouva que l'empyème occupait surtout la partie postérieure de la cage thoracique dans toute son étendue. Le poumon était refoulé vers la colonne. Pas de tubercules. Les 7e et 8e côtes étaient réunies par un cal. Les intestins présentaient un aspect lardacé; il y avait de la péritonite.

Observation XVIII.

Résection de 4 cent. des 5e, 6e, 7e et 8e côtes. Trente-trois jours plus tard, une nouvelle résection de 3 cent. des 8e et 9e côtes et 4 cent. de la 6e. Par M. Th. Weiss, professeur agrégé à la Faculté de médecine de Nancy (Thèse de M. Mouton).

X..., malade depuis le 16 mars 1881. A l'admission présente les symptômes d'un pneumothorax du côté gauche. Bien qu'on ne puisse constater aucun signe de tuberculose, il y a de graves présomptions à ce que cette maladie ait cette origine. Ponction, 16 mai 1881, 2 litres d'un liquide séreux. Le 25 juillet, nouvelle ponction, liquide séro-purulent. Le 5 septembre, 4 litres de pus. Une quatrième ponction, le 18 septembre. Le 20 septembre, on constatait une reproduction complète de l'épanchement; l'amaigrissement était considérable, le facies de plus en plus altéré, les urines renfermaient de l'albumine.

Le 3 octobre, M. Demange, qui remplaçait M. Bernheim, pratique l'empyème à la partie moyenne du 6e espace intercostal ; cette opération est suivie d'une amélioration assez accusée. La cavité pleurale est lavée chaque jour et fournit environ 200 à 300 gr. de pus.

Le 7 novembre, résection de 4 cent. des 5e, 6e, 7e, 8e côtes au niveau de leur partie moyenne. Le 24 novembre, on constate un très faible affaissement de la cage thoracique. Trouvant que le pus ne se vidait pas suffisamment bien, je fis une nouvelle opération. Le 10 décembre, je réséquai trois nouveaux fragments de côtes, 3 cent. des 8e et 9e côtes au-dessous de l'omoplate, puis 4 cent. sur les parties latérales de la 6e côte, que j'avais déjà entamée une première fois.

Au mois de mars, survint par les drains une hémorrhagie assez inquiétante, qui ne céda qu'aux injections sous-cutanées d'ergotine et aux lavages intrapleuraux faits avec de l'eau froide.

Actuellement, son état est le suivant : face pâle, lèvres bleuâtres, albumine dans les urines, perte presque complète de l'appétit.

La cicatrisation des plaies opératoires est complète, excepté celle de l'incision la plus inférieure, qui renferme encore un drain. L'écoulement purulent est abondant et fétide, malgré les lavages, qui sont répétés méthodiquement matin et soir. L'affaissement de la cage thoracique est assez notable au niveau de la ligne sous-mammaire ; mais la cavité suppurante est encore bien grande, et ni l'état local ni l'état général ne font espérer la guérison.

Observation XIX.

Pleurésie purulente, deux fois ponctionnée et incisée au bout de six mois. Résection deux mois après de portions de la 5e et de la 6e côte. Résection dix-huit mois plus tard des 3e, 4e, 5e, 6e, 7e et 8e côtes. M. Ehrmann (de Mulhouse) (1).

G. H..., robuste, sans antécédents tuberculeux. Pleurésie à droite en septembre 1882. Incision de l'empyème dans le 5e espace intercostal et résection de quelques centimètres de la 5e côte, puis au mois de juin 1882 une portion de la 6e côte. Le 20 janvier 1884, on enlève successivement, en partant de la fistule, 9 cent. 1/2 de la 6e côte, 10 cent. 1/2 de la 5e côte, 9 cent. de la 4e côte, 7 cent. de la 3e côte, puis au-dessous de l'orifice, 9 cent. de la 7e côte et 10 cent. de la 8e côte. Cet acte opératoire n'offrit quelque difficulté que pour la côte supérieure, plus profondément située que les autres, et pour la 6e côte, dont la partie restée fibreuse, à la suite de la résection pratiquée dix mois auparavant (2 cent.) adhérait étroitement au pourtour de la fistule.

Quelque temps après cette opération on fit un examen très soigné en éclairant la cavité avec la lampe de Collin, ainsi qu'on se servirait d'une sonde. Toutes les mesures de la cavité sont reproduites dans les Bulletins de la chirurgie, mais elles sont trop détaillées pour que nous les reproduisions, qu'il nous suffise de dire que ces constatations démontrent l'incurabilité du malade, puisqu'il y a obstacle matériel, absolu, à ce que le poumon se développe suffisamment pour reprendre dans la cage thoracique une partie, au moins, de son volume primitif, condition indispensable au travail de rétrécissement cicatriciel auquel l'opération avait pour but de venir en aide.

(1) Bulletins de la Société de chirurgle, t. X, mai 1884, p. 334.

Une nouvelle ablation portant sur les côtes déjà réséquées, et étendue, en outre, à la deuxième côte, que j'avais eu le tort de ménager, une résection même de la partie moyenne de la clavicule, comme l'a fait Schneider, dans une circonstance remarquable relatée au rapport de M. Berger, n'offrait, me semble-t-il, aucune chance de réussite pour un cas où le désossement complet de la paroi serait, théoriquement, nécessaire pour réaliser les conditions mécaniques compatibles avec la guérison.

Depuis que cette observation a été communiquée à la Société de chirurgie, le malade a succombé (le 3 mai 1884) à une péricardite intercurrente.

On a reconnu, à l'autopsie, que les intervalles qui séparent les extrémités des côtes réséquées, témoignent d'un rapprochement plus important que ne nous l'avaient fait inférer les mesurations prises sur le thorax durant la vie du malade. La troisième côte, dont il avait été enlevé un segment de 7 centimètres, ne présente, pour ses bouts qu'un écartement de 4 centimètres ; la quatrième côte un écartement de 6 centimètres, tandis qu'on avait reséqué 9 centimètres ; la cinquième côte, un écartement de 7 cent. 1/2 au lieu de 10 cent. 1/2, pour les 6e, 7e et 8e côtes, l'écartement est de 7 1/2, 7 et 6 cent., contre 10, 9 1/2 et 9 cent. qui avaient été primitivement enlevés. Le retrait qui a dû en résulter pour les parois de l'abcès pleural n'en est pas moins, tout considéré, extrêmement minime. Le péricarde contient plus de 300 gr. de sérosité trouble chargée de flocons fibrineux.

Observation XX.

Résection de 1 cent. 1/2 de la 6e côte (abrégée de l'*Archiv. für klinische chirurgie*, erstes heft, 1884).

Franz K..., 24 ans, laboureur. Le 19 avril 1880, pris d'un frisson, dyspnée, toux. Quatre ou cinq semaines plus tard, point de côté à gauche. La dyspnée est tellement augmentée que le malade entre à la clinique du professeur Koranzi, au mois de mars 1881. On diagnostiqua un pyothorax gauche, et l'ouverture de la cavité pleurale avec résection des côtes fut conseillée. Opération le 6 mai 1881, le professeur Koranzi étant assisté par le professeur Lamnniezer, l'opération fut faite suivant la méthode de Konig. Incision de 6 cent. dans la ligne axillaire de la 6e côte et résection de 13 cent. 1/4 de cette côte. 1 litre 1/2 de pus, fausses membranes; lavage avec acide phénique à 3 pour cent. Une contre-ouverture de 3 cent. fut pratiquée pour placer un tube à drainage. Pansement avec la gaze phéniquée. Le lendemain la température 39°,2. Urine colorée en brun noir par l'acide phénique. Pansement avec l'acide salicylique. La fièvre tomba le cinquième jour. Pus variant de 100 à 200 grammes. Pas de bourgeonnement, pas de rétrécissement pleural. Une seconde opération est conseillée et refusée par le malade qui s'en alla quatre semaines après, et est mort sept semaines plus tard, probablement faute de soins, car il n'y avait pas eu de complication à la suite de la pleurésie.

Observation XXI.

Résection 3 cent. de la 4e côte; 3 cent. 1/2 de la 5e; 4 cent. de la 6e et 7e (1).

Empyème droit à la suite de tuberculose. T. V..., 36 ans, propriétaire. Antécédents héréditaires : parents tuberculeux. Vie très active. Quatre ans auparavant, avait consulté le professeur Koranzi pour des hémorrhagies. Au premier examen, constatation d'une induration du sommet du poumon droit. Le malade est envoyé à Mantoue. Atteint d'une pneumonie au printemps suivant qui le force à séjourner à Milan pen-

(1) Archiv. für Klinische Chirurgie, erstes heft, 1884.

dant six semaines. A son retour à Budapest, le professeur Koranzi constate un pneumothorax droit. Trois mois après, un épanchement envahit toute la cavité pleurale. Bon appétit. De temps en temps de la fièvre. Suivant les conseils du professeur, il voyageait pendant quelques mois. A son retour, un frisson, de la dyspnée, amaigrissement progressif, toux nocturne, affaiblissement. Thoracentèse, octobre 1880. 1,500 gr. de pus. Disparition de la toux et de la fièvre. Seconde ponction la semaine suivante. Second voyage à Mantoue. Troisième ponction. En 1881 il ne présentait plus de signes de phthisie pulmonaire. Empyème simple, suppuration continue ; le mauvais état de la fistule décida Koranzi à conseiller la thoracoplastie. Opération le 9 janvier 1882, par Koranzi assisté par Des, Scmid, Pavay et Wesszely. Chlorométhyl comme anesthésique. Pulvérisation d'acide phénique. Dans la ligne axillaire partant de la fistule, dans le 6e espace, une incision de 8 cent. Résection de la 6e côte en laissant le périoste et les vaisseaux intacts. A cause de la mobilité d'une sonde introduite au-dessous de l'omoplate on fit encore la résection des côtes suivantes : de la 4e côte, 3 cent. ; de la 5e côte, 3 cent. 1/2; des 6e et 7e côtes, 4 cent. Ouverture de la cavité pleurale au milieu du 6e espace. 2 litres de liquide séro-purulent, d'une mauvaise nature et odeur infecte. Application de cinq tubes à drainage, dont trois dans le 4e espace et les deux autres dans le 7e espace. Cavité lavée par le chlorure de zinc à 2 pour 100, et après par l'acide phénique à 3 p. 100. Pansement de Lister modifié, l'acide salicylique remplaçant l'acide phénique. Durée de l'opération, deux heures et demie. Potion de Todd. La température du soir avant l'opération, était de 39°,3. Après l'opération, 35°,5, et le soir même de l'opération 36°,40. État satisfaisant, pas de douleur ni de vomissement. Le soir bon appétit. Le lendemain et pendant les trois semaines suivantes la température se maintient à 37°,8. Augmentation de poids. Le murmure vésiculaire s'entend sur une plus grande étendue. Au bout de dix jours le malade se lève. Pansement deux fois par jour pendant quatre mois. Comme la suppuration persistait on fit des lavages avec du chlorure de zinc pendant quatre semaines, Comme antiseptiques on se servait de chlorure de zinc, acide phénique, acide borique, acide salicylique, thymol, eucalyptus. La moyenne de la suppuration pendant la sixième semaine était de 30 à 50 gr. par jour; pendant la septième semaine, de 100 gr. Diminution progressive de la suppuration jusqu'à la quinzième semaine où elle était descendue à 9 gr. par jour. Pas d'adhérence des feuillets pleuraux. On conseille au malade de subir une seconde opération. Il refusa. Plusieurs consultations, entres autres avec Billroth. Voyage à Mantoue. Œdème des jambes. De la diarrhée pendant six semaines. On a constaté dans le cours de l'été qu'une sonde pénétrait directement en haut de 12 cent.: à côté et en haut de 6 à 8 cent., d'avant en arrière de 10 à 12 cent. La cavité avait une capacité de 75 à 100 gr. L'année suivante le malade fut vu par Lister qui ne conseilla pas une opération immédiate, vu la bonne santé relative du malade.

Observation XXII.

Résection de 2 cent. 1/2 des 6e et 7e côtes (2).

A. H..., 22 ans, commerçant. Entra au mois de janvier 1882, à l'hopital, à Budapest. Quelques semaines avant, le malade présentait des symptômes typhiques, et, plus tard, les signes d'une pleurésie simple avec épanchement remplissant la cavité thoracique droite et déterminant une dyspnée intense. Dans l'espace de trois semaines on fit deux thoracentèses avec l'aspirateur Dieulafoy; la première fois, on ob-

(1) Archiv. für Klinische Chirurgie, erstes heft, 1884.

tint un liquide citrin et séreux, et, la seconde fois, il se présentait quelques globules de pus. Déjà dans les premiers jours du mois de janvier, le malade présentait une température de 38° à 39°,5. On conseilla la résection des côtes. Opération, le 7 février 1882. Résection de 2 cent. 1/3 des 6e et 7e côtes. 2 litres 1/2 d'un épanchement séro-purulent. On nettoya la cavité avec du chlorure de zinc. Le 1er mars, cicatrisation de la plaie. Le pansement avait été fait alternativement avec du chlorure de zinc et une solution boriquée à 3 pour 100. La plaie se rouvrait deux fois laissant écouler un liquide purulent, mais elle se refermait en quelques jours. A partir de cette époque, jusqu'à ce jour (octobre 1883), la santé s'améliora continuellement et le malade augmenta de poids. Il peut vaquer à ses affaires sans difficulté.

Observation XXIII

Résection de 4 cent. 3/4 des 7e et 8e côtes (1).

Johanna M..., 34 ans, couturière, phthisique.

Le 11 décembre 1882, elle vient à la chirurgie du professeur Koranzi. Trois ans auparavant avait hémoptysie. Sept semaines avant de venir à l'hôpital s'est enrhumée. Frissons répétés et point de côté à droite. Huit jours avant son entrée, le point de côté avait réapparu. Toux, dyspnée.

Déplacement du cœur sans hypertrophie. Matité droite à partir de la 7e côte. Succussion hippocratique, tintement métallique. On diagnostiqua une fistule pulmonaire, pyopneumothorax. La malade est très cachectique et sa température varie entre 36°,5 et 39°,2.

Opération le 13 décembre 1882. A cause de l'action fort faible du cœur, on fit choix de chlorure de méthyle comme

(1) Archiv. für Klinische Chirurgie, erstes heft, 1884.

anesthésique. Résection de 4 cent. 3/4 des 7e et 8e côtes. Une forte quantité de gaz fétide et peu de liquide s'échappent de la plaie, le dernier ayant été rejeté comme crachats. Lavage au chlorure de zinc. 3 tubes à drainage. Injections d'éther comme la malade éprouvait une impossibilité d'avaler. Avant l'opération la température était de 38°, après de 37°,6. Toux fréquente, pus de mauvaise nature.

Le lendemain, la malade se trouve bien. Température du matin, 36°,4; du soir, 36°,8. Urine foncée dénotant la résorption de l'acide phénique. Un peu de sang se mêle au pus pendant trois jours. Toux si fréquente et si violente que les bords de la plaie s'écartaient. Emphysème de 4 cent. d'étendue autour de l'ouverture cutanée. Contre-ouverture dans le voisinage de la colonne vertébrale.

Pansement alternativement avec acide phénique et chlorure de zinc. Fièvre. Au bout de trois semaines, disparition de la fièvre. Plaie bourgeonnante.

On raccourcit les tubes peu à peu, et, lorsqu'on jugea que l'air qui restait dans la plèvre était de bonne nature, on les retira. Cicatrisation de la plaie deux jours plus tard. Le 3 février, le professeur Koranzi constatait que la dilatation se faisait peu. Augmentation de poids. Les règles, qui avaient disparu depuis douze mois, apparaissent de nouveau.

Observation XXIV.

Résection de 4 cent. de la 6e côte (1).

Katharina H..., âgée de 25 ans, domestique.

Atteinte de métrite au mois d'août 1882 à la suite d'un accouchement. Dans le courant du mois de décembre 1882 fut prise d'une hémoptysie. Entra à la clinique le 9 janvier 1883. Infiltration des deux sommets. Toux incessante; crachats

(1) Archiv. für Klinische Chirurgie, erstes heft, 1884.

muco-purulents qui, à l'examen microscopique, présentent de l'épithélium; pus, fibres élastiques et de nombreux bacilles. Le 8 mars, pyopneumothorax gauche. Le 12 mars, thoracentèse suivie de la résection de 4 cent. de la 6e côte.

Lavage au chlorure de zinc à 2 0/0. Deux tubes à drainage; suture au fil d'argent et en soie. Pansement par la gaze de Lister. Avant l'opération, temp. 39°,6 à 40°,2, après 36°,2. Le lendemain 38° et 39°,8.

La consomption continue toujours. Toux fréqueute, crachats abondants. Elle meurt le 26 mars.

Autopsie. — Pneumothorax avec résection de la 6e côte et compression du poumon gauche. Tuberculose, péribronchite, pneumonie caséeuse, cavernes. Emphysème collatéral, atélectasie superficielle, péribronchite et pneumonie catarrhale du poumon droit. Péricardite au début. Stéatose hépatique.

Observation XXV (personnelle).

Résection de 6 cent. de la 7e côte; 6 cent. 1/2 de la 6e; 6 cent. de la 5e; 6 cent. de la 4e; 4 cent. de la 8e. Trois mois plus tard, résection de deux côtes. Par M. Championnière.

Manfrey (J.-B.), 49 ans, journalier. Le malade est entré dans le service de M. Championnière, salle Lisfranc, n° 5, à la fin du mois d'octobre 1884, après avoir fait un séjour de quatre mois dans la salle Bichat pour une pleurésie à gauche. Pendant ce temps on lui a fait l'empyème, mais la paroi thoracique ne revenant pas sur elle-même, il passe en chirurgie. Les dimensions de la cavité paraissaient avoir à cette époque environ 24 cent., et elle se dirigeait sous l'omoplate à gauche.

Le 6 novembre 1884, M. Championnière pratiqua l'opération d'Estlander. A 10 h. 10, on commençait à donner du chloroforme. On lave la poitrine avec la solution forte d'acide phénique, puis on rase le creux de l'aisselle. On fait une incision parallèle aux côtes à 7 cent. environ au-dessous de la fistule, en relevant presque aussitôt l'incision vers le creux de l'aisselle. Le début de l'opération est rendu très pénible à cause du chevauchement des côtes. Le périoste se détache très difficilement. On dénude au commencement la 7e côte et on résèque un morceau de 6 cent. On en fait autant pour les 6e, 5e, 4e et 8e, en reséquant respectivement 6 1/2, 6, 6 et 4 centimètres.

La durée totale de l'opération ne dépasse pas cinquante-cinq minutes. On suture la plaie avec du crin de Florence et on y introduit deux drains de fort calibre. Le nombre de sutures est de 17. Pansement rigoureusement antiseptique de Lister, iodoforme mélangé avec du benjoin.

Le lendemain de l'opération, on panse le malade. Temp. matin 37°, soir 38°,4.

Nouveau pansement le 10. Temp. matin 37°,4, soir 37°,8. La plaie ancienne est pansée tous les jours.

A partir du 15 on ne prend plus la température, qui est devenue absolument normale.

Voici sa courbe :

5 novembre, matin 38°,2, soir 38°; le 6, matin 38°,4, soir 38°,2; le 7, matin 37°, soir 38,4°; le 8, matin 36°,8, soir 38° ; le 9, matin 37°,2, soir 37°,6; le 10, matin 37°,4, soir 37,8° ; le 11, matin 36°,8, soir 37°,4; le 12, matin 37°, soir 37,6°; le 13, matin 36°,8, soir 37°,2; le 14, matin 36°,8, soir 37°,4; le 15, matin 37°.

Le 24 novembre, la cicatrisation de la nouvelle plaie est complète. On aperçoit facilement la rétraction de la paroi antérieure du thorax. Cependant la plaie de l'empyème ne paraît pas vouloir fermer de sitôt, elle jette continuellement une quantité de pus toutefois moindre qu'avant l'opération. Au bout d'un certain temps, l'état devient stationnaire.

Le 26 février 1885, M. Championnière pratique une nouvelle résection portant sur deux côtes dans une étendue de 4 à 5 cent. Pansement de Lister avec drainage, etc. Le jour même de l'opération, le pansement est traversé par une hémorrhagie. Nous avons vu le malade le 28 mars 1885, à cette date la fistule persistait toujours, l'écoulement avait diminué ; le malade n'a pas d'appétit, mais il paraît cependant assez bien portant. On fait le pansement tous les jours en se servant d'une injection d'eucalyptus après chaque pansement. La plaie bourgeonne un peu. On a raccourci le tube d'un tiers.

Observation XXVI (personnelle).

Pleurésie purulente gauche. Thoracentèses répétées. Empyème. Résection de 6 côtes dans une étendue variant de 7 à 10 cent. Par M. Bouilly.

D... (P.), 28 ans. Pas d'antécédents. Entre à Beaujon au mois d'avril 1884. Fistule thoracique depuis dix-huit mois. Pendant quelque temps on se contente d'injections modificatrices de la plèvre, mais aucune amélioration sensible n'ayant lieu, M. Tillaux invite M. Bouilly à pratiquer l'opération d'Estlander.

L'opération se fait le 6 août, et la résection se porte sur 6 côtes dans une étendue variant de 7 à 10 cent.

Au bout de peu de temps le malade put se lever. La suppuration diminua de beaucoup, mais au moment où le malade quitta le service (vers le milieu du mois de février) la fistule persistait. La santé générale était bonne, la sécrétion insignifiante, Tout fait espérer une guérison prompte. Nous n'avons pas l'autorisation de donner les détails de l'observation, qui sera publiée en détail plus tard.

Observation XXVII (1).

Résection d'environ 5 cent. des 4°, 5°, 6°, 7° côtes. Par le docteur Saltzmann, professeur de clinique chirurgicale à l'Université d'Helsingfors (Finlande).

Paysan, 21 ans. Santé excellente jusqu'à la fin de 1880, quand subitement il fut atteint de vives douleurs dans le côté gauche de la poitrine, ainsi que d'une toux avec expectoration abondante.

Au mois de mars 1881, il s'ouvrit près du mamelon gauche une fistule qui donna issue à une grande quantité de pus. Une abondante sécrétion pleurétique continua sans relâche jusqu'à son entré à la clinique chirurgicale, le 17 janvier 1882. Il ne présentait alors qu'un amaigrissement considérable. Trois centimètres en dehors du mamelon gauche, dans le 4e espace intercostal, il y a une ouverture fistuleuse qui mène obliquement en haut à une cavité renfermant au moins 150 gr. de pus fétide. La moitié gauche du thorax, surtout la partie inférieure, était un peu aplatie et là les côtes étaient notablement rapprochées. Le malade est épileptique.

Le 31 janvier, je réséquai environ 5 cent. des 4°, 5e, 6e et 7° côtes; la 4e et la 5e furent reséquées entre la ligne axillaire et la ligne mamelonnaire; la résection de la 6° et 7° fut faite en arrière, de manière que la plaie correspondait à la partie la plus déclive de la cavité. Après avoir ouvert la plèvre à cet endroit, j'y passai un tube à drainage qui sortait par l'ouverture fistuleuse. L'opération finie, je fis le lavage de la cavité avec une solution à 2 0/0 d'acide borique; pansement à la gaze phéniquée. Les premiers huit jours après l'opération une légère augmentation fébrile de la température.

(1) Bulletins de la Société de chirurgie, t. X, 1884, p. 679.

Le malade quitta l'hôpital complètement guéri à la fin d'avril.

Observation XXVIII.

Résection de 4 cent. des 3e, 4e, 5e, 6e, 7e, 8e et 9e côtes, par le Dr Saltzman (1).

H. N..., paysan, 31 ans. Pleurésie gauche au commencement de 1883. La maladie s'aggravait et il était obligé de garder le lit. En juillet, une enflure, qui s'était établie peu à peu au côté gauche de la poitrine, s'ouvrit d'elle-même et donna issue à une assez grande quantité de pus. Une amélioration passagère fut suivie d'une perte successive des forces. La sécrétion purulente continuait sans cesse.

Le malade est entré à l'hôpital le 23 octobre et présentait l'état suivant : pâle, amaigri, les forces sont épuisées, la respiration est gênée quand il marche. Temp. soir, 38°. Matité aux 2/3 inférieurs du poumon gauche, poumon gauche refoulé en haut. Près du bord sternal de la 8e et de la 9e côte se trouvent quelques ouvertures fistuleuses qui aboutissent dans une grande cavité suppurante. La rétraction du côté gauche de la poitrine est considérable, et l'effacemeut des espaces intercostaux presque complet, surtout en bas.

Le 24 octobre, je fis l'opération d'Estlander et j'enlevai, par trois incisions qui, au milieu de la ligne mammaire et axillaire antérieure suivirent la direction des côtes, 4 cent. des 3e, 4e, 5e, 6e, 7e et 8e côtes. La 9e fut réséquée un peu plus en arrière, pour faciliter le drainage de la cavité, qui fut nettoyée par une solution d'acide borique 2 0/0. Pansement antiseptique. A la fin de décembre, la guérison était complète. Le 31 janvier, il quitta l'hôpital en pleine santé.

(1) Bulletins de la Société de chirurgie, t. X, 1884, p. 680.

Observation XXIX.

Première résection d'environ 6 cent. des 3°, 4°, 5°, 6° et 7° côtes, suivie d'une résection, deux années plus tard, de 5 cent. de la 2°, 4 cent. de la 3°, 3 cent. de la 4°, 4 cent. de la 5° et de la 6° et 7°, 3 cent. de la 8° et 5 cent. de la 9° côte, par le Dr Saltzman (1).

E. S. R..., 35 ans. Aucun antécédent héréditaire et jouissant d'une bonne santé ; commença à tousser vers l'automne de 1878. Peu après frissons, points de coté, etc., à gauche. Le 23 septembre, elle entre à la clinique médicale. Sonorité à droite, matité à gauche. Le 25 septembre, ponction, 1800 gr. pus. Le 28, on réséqua un petit segment de la 6° côte pour établir une fistule, 3 litres de pus furent évacués. Lavages antiseptiques tous les deux jours. Amélioration générale.

Le 29 novembre, on ouvre la cavité purulente par une résection de la 8° côte, dans la ligne axillaire postérieure, pour faciliter le lavage. La cavité pouvait contenir 1800 gr. Après cette opération, la cavité diminua assez vite, jusqu'à atteindre, le 20 décembre, une capacité de 400 gr. A la fin du mois, l'état de la malade s'aggrave considérablement, la suppuration augmente. La fièvre hausse et des transpirations de nuit commencent. Les forces de la malade étaient aussi réduites que possible.

Dans ces conditions, elle passa dans la clinique chirurgicale pour subir l'opération d'Estlander. Une sonde courbée introduite dans la cavité pleurale remonte jusqu'au sommet du poumon. La cavité, dont la grandeur permettait de tourner facilement la sonde dans tous les sens, pouvait contenir 800 gr. de liquide.

(1) Bulletins de la Société de chirurgie, t. X, 1884, p. 681.

Le 27 janvier, je fis la résection des 3e, 4e, 5e, 6e et 7e côtes, et j'enlevai des segments d'environ 6 cent.; toutefois, un peu plus des côtes inférieures et un peu moins des côtes supérieures. La plèvre costale était excessivement épaissie.

La cavité diminue lentement; l'état général s'améliore, mais la sécrétion continue. Temp., 38°. La malade retourne à la campagne au commencement de l'été pour regagner ses forces. Quand elle quitta l'hôpital, la paroi opérée du thorax était notablement enfoncée, et les bouts des côtes réséquées se touchaient. Capacité de la cavité, 240 gr.

Deux ans plus tard, elle revient à l'hôpital. Elle avait bonne mine, mais la fistule persistait ainsi que la sécrétion purulente. Capacité de la cavité, 180 gr., la paroi opérée fortement affaissée. La plupart des fragments étaient réunis par un tissu osseux. La circonférence thoracique était de 32 cent. pour la moitié gauche et de 44 cent. pour celle de droite. La cavité remontait en haut à peu près jusqu'au sommet du poumon.

Le 21 mars, j'enlevai par quatre incisions 5 cent. de la 2e, 4 cent. de la 3e, 3 cent. de la 4e, 4 cent. de la 5e, 6e et 7e, 3 cent. de la 8e et 5 cent. de la 9e côte.

La réaction fut minime. La cavité se rétrécit jusqu'à une capacité de 50 gr. qui fut notée le 30 avril. Nul doute qu'une oblitération de la cavité sera le résultat de la seconde opération.

Observation XXX.

Résection de 4 à 7 cent. des 3e, 4e, 5e et 6e côtes, par le Dr Saltzman (1).

R. K..., âgé de 21 ans, fut admis à la clinique médicale de Helsingfors le 10 août 1883, atteint d'un empyème de longue durée du côté gauche. État général alarmant. La cavité suppurante fut ouverte par une petite résection de la 6e côte. Amélioration successive ; mais la cavité pleurale cessa bientôt de se rétrécir.

Il entra à la clinique chirurgicale le 2 avril 1884 pour être soumis à l'opération d'Estlander. Par la fistule, une sonde passe en haut et en arrière jusqu'à 24 cent. Le poumon est adhérent à la partie antérieure du thorax sur une étendue de 20 cent. depuis le bord gauche du sternum. La cironférence thoracique à la ligne bimamellaire est du côté droit de 48, et à gauche de 42,5 cent.

Le 7 avril, je fis, par trois incisions, la résection des 3e, 4e, 5e et 6e côtes. Pas une seule ligature ne fut appliquée, quoique l'opération, à cause de l'adhérence du poumon, fut faite un peu plus en arrière qu'à l'ordinaire. Par la fistule, un long tube à drainage fut introduit, les différentes plaies furent drainées par des tubes absorbables et réunies. L'opération finie, la circonférence du côté gauche ne mesurait que 39.5 cent. Pansement antiseptique. La sécrétion de la cavité est minime, et une sécrétion complète est à espérer.

Observation XXXI.

Résection de 5 cent. de la 3e, 7 cent. de la 4e, 7 cent. de la 5e et 6e, 6 cent. de la 7e et 8e côtes, par le Dr Saltzman (1).

G. H..., paysan, 37 ans, fut admis le 3 avril 1884, à la clinique chirurgicale pour une fistule thoracique du côté droit qu'il avait portée plus de deux ans. La fistule se trouvait sur la ligne axillaire postérieure dans le 7e espace intercostal. Le poumon refoulé en haut et en avant est adhérent à la partie antérieure du thorax jusqu'à la 5e côte. A la hauteur du mamelon la circonférence thoracique mesure à droite 47 et à

(1) Bulletins de la Société de chirurgie, t. X, p. 683.

gauche 48 cent. Il existait une communication directe entre la cavité pleurale et les voies aériennes. La capacité de la cavité était au moins de 500 gr.

Le 18 avril, j'exécutai l'opération d'Estlander, j'enlevai 5 centimètres de la 3e, 7 cent. des 4e, 5e et 6e, et 6 cent. des 7e et 8e côtes. Immédiatement après l'opération, la circonférence thoracique du côté droit ne mesurait que 44,5 cent. Réunion des plaies, drainage et pansement comme dans le cas précédent.

Nulle réaction après l'opération. Les incisions guérirent par première intention. L'affaissement de la paroi thoracique se fait lentement. La cavité diminue d'étendue; le 30 avril elle ne pouvait contenir que 175 gr. de liquide. La sécrétion, qui était assez forte les premiers temps après l'opération, a diminué notablement. Le malade, dont le pansement fut renouvelé d'abord tous les jours, puis tous les deux jours, est pour le moment, le 2 mai, au sixième jour avec le même pansement. Le résultat définitif est encore impossible à prévoir.

Observation XXXIII (1).

Première opération portant sur les 8e, 7e, 6e, 5e, 4e, 3e côtes, six mois plus tard résection des 9e, 8e, 7e, 6e, 5e, 4e côtes. Par M. Mathieu.

Capitaine B..., 39 ans, à la suite d'un coup de sabre dans la région précordiale, est atteint d'une pleurésie à gauche pour laquelle il entre au Val-de-Grâce en avril 1883. On lui fait 4 ponctions successives, puis, le 21 mai 1883, une large incision qui donne issue à 2 litres de pus. L'ouverture reste fistuleuse, elle est placée très en avant et correspond au 6e espace intercostal. La capacité de la cavité est de 300 à 500 grammes.

(1) Bulletins de la Soc. de chirurgie, t. X, 1884, p. 697.

Le 13 février, M. Mathieu, ayant préalablement lavé la plaie avec une solution forte de chlorure de zinc, fait un grand lambeau semi-elliptique, à base postéro-supérieure, englobant l'ouverture fistuleuse. Le lambeau, partant du bord inférieur du grand pectoral et passant à deux doigts en dedans du mamelon, offre 13 cent. de hauteur et 10 dans sa plus grande largeur. Il y comprend le muscle grand dentelé en même temps que les téguments. Il attaque successivement les 7e, 6e, 5e, 4e, 3e côtes, puis la 8e côte et résèque 6 cent. des deux arcs inférieurs puis 6, 5, 4, et enfin 2 cent. 1/2 seulement de la 3e côte. Suture à points séparés, réunion immédiate du lambeau ; on enlève les fils le quatrième jour, déjà la paroi résiste sous la pression du doigt. Pour activer le retrait des parois M. Mathieu essaie successivement la compression avec un bandage herniaire, puis avec une bande de caoutchouc. Injections journalières avec une solution faible de chlorure de zinc.

Le résultat n'étant pas des plus encourageants, six mois plus tard, le 23 août, M. Mathieu fait avec le consentement du malade une nouvelle opération. Pour éviter la reproduction osseuse, M. Mathieu s'est efforcé d'exciser le périoste des côtes enlevées sur une longueur de 11 cent. pour la 7e; 10 cent. pour la 5e ; de 8 à 7 cent. pour les 8e et 9e; de 5 à 4 cent. pour les 5e et 6e. Opération bien supportée. Le malade se lève le douzième jour. Le 10 septembre, la cavité contenait 160 gr., le 10 octobre sa capacité n'était que de 125 gr.

Actuellement la plaie n'est pas complètement fermée en bas, ses bourgeons sont pâles, mollasses, le pus sécrété est séreux, abondant. Il me paraît peut probable qu'on puisse espérer une guérison complète.

Observation XXXIII (1).

Résection de 3, 5, 7, 9, 11, 8 cent. des 3e, 4e, 5e, 6e, 7e et 8e côtes, par le Dr Mathieu.

M. P..., 21 ans, sous-lieutenant, est atteint en 1882 d'une bronchite avec hémoptysie qui le fit envoyer aux eaux d'Amélie-les-Bains. Un épanchement pleurétique étant reconnu à gauche, le malade entre au Val-de-Grâce le 2 mai 1883, avec une pleurésie purulente considérable. Après deux ponctions l'empyème est pratiqué le 21 juin et donne issue à 3 litres de pus. En février 1884, on constate que la cavité pleurale communique avec les bronches. Malgré la fistule, M. P... a engraissé de 12 kilogrammes depuis le mois dernier. Il passe en chirurgie le 21 février 1884.

M. Mathieu constate l'existence d'une ouverture fistuleuse sur la ligne axillaire entre la 6e et la 7e côte gauche. Au niveau du mamelon la circonférence thoracique est de 87 cent. dont 47 à droite et 42 à gauche. Le stylet pénètre de 12 cent. d'avant en arrière et de bas en haut, la contenance de la cavité purulente est de 215 à 230 gr.

Opération le 1er mars 1884. La résection porte sur les 3e, 4e, 5e, 6e, 7e et 8e côtes dont la partie enlevée mesure successivement 3, 5, 7, 9, 11 et 8 cent. Conservation du périoste, suture métallique du pourtour du lambeau et de l'orifice de la fistule qui en occupe le centre.

Réaction assez vive; sous le lambeau se forme une série d'abcès qu'on évacue le 9 mars, en décollant la cicatrice au niveau des côtes réséquées. M. M. P... quitte l'hôpital pour passer quelques mois à la campagne. Il entre de nouveau au service de M. Chauvel, le 10 octobre, bien portant, quoique toussant un peu, mais avec un écoulement purulent aussi

(1) Bulletins de la Soc. de chirurgie, t. X, 1884, p. 699.

abondant qu'à sa sortie et une fistule pleuro-pulmonaire de toute évidence. Le côté droit mesure 45 cent., 38 cent. à gauche; le stylet pénètre à 8 cent. environ, le contenu de la cavité est de 115 à 120 gr. Ici l'opération d'Estlander n'a donné qu'une amélioration. La capacité de la cavité a diminué de moitié. La cage thoracique a subi un rétrécissement notable. L'état général s'est plutôt relevé, mais en somme la fistule persiste et avec un écoulement purulent assez abondant pour mettre le malade dans l'impossibilité absolue de reprendre ses occupations.

Observation XXXIV (1).

8 côtes réséquées de 6 à 9 1/2 cent. Par M. Bouilly.

Homme, 30 ans, service de M. Guyon à Necker. Empyème en 1882 dans le service du Dr Rigal. En mars 1884, la suppuration est toujours très abondante par l'ouverture faite entre la 8e et la 9e côte gauche. L'état général assez bon. Pas de bacilles dans les crachats.

La cavité pleurale est énorme, la grande sonde à exploration verticale disparaît presque en entier, soit en haut vers la clavicule, soit en arrière vers la face postérieure du thorax. Une sonde métallique à grande courbure peut être retournée en tous sens, sans toucher les bords.

A la demande du professeur Guyon, M. Bouilly pratique l'opération d'Estlander le 22 mars 1884.

Une longue incision de 25 cent. est étendue de la 2e à la 10e côte et tombe au milieu de l'orifice fistuleux, où elle croise à angle droit deux incisions presque transversales, de manière à offrir l'image d'un ⊥ renversé. 8 côtes sont rapidement réséquées de la 9e à la 2e, dans une étendue variant de 6 à

(1) Bulletins de chirurgie, t. X, nov. 1884, p. 703.

9 1/2 cent. La plaie est réunie par des fils métalliques. Drainage profond et superficiel. Lavage au chlorure de zinc, 5 0/0. Dès le lendemain, tempér., matin, 39°; soir, 40°. Le 24, temp. 37°8. Le 27, frisson, suintement sanguinolent abondant par la plaie pleurale et sous les lambeaux : le facies est mauvais, dyspnée extrême. Le 28, le malade succombe après une dyspnée très prononcée.

Il mourait d'une septicimie suraiguë développée.

L'autopsie montra une infiltration de gaz et de liquide spumeux sous les lambeaux et dans la plèvre, une diffluence de la rate et un commencement de dégénérescence graisseuse des reins. Le péricarde contenait un liquide blanc, floconneux, d'aspect purulent. Le poumon carnifié ne contenait pas de tubercules; il n'y avait qu'un ganglion caséeux au niveau du hile.

L'affaissement de la paroi thoracique produit par la résection était considérable, et, dans les points où les côtes avaient été réséquées, il y avait contact entre les plèvres pariétales et viscérales. Mais, en arrière, au-dessous de l'arc formé par les extrémités postérieures des côtes réséquées, il restait un espace vide dans lequel il n'y avait pas d'accolement. Pour obtenir un affaissement complet de la paroi thoracique, il avait fallu en arrière prolonger la résection sur les côtes moyennes et supérieures, de 5 à 7 cent., et faire une perte de substance osseuse véritablement énorme.

Observation XXXV (personnelle).

Résection des 3e, 4e, 5e, 6e, 7e, 8e, 9e, 10e côtes dans une étendue de 8, 9, 10, 11, 14, 14, 11, 11 cent.; par M. Bouilly.

Nous avons déjà relaté le commencement de cette observation (obs. 40) en disant que M. Aimé Guinard l'avait portée dans sa thèse comme une guérison complète après un empyème pratiqué par M. Bouilly. Nous suivons l'observation au moment où nous avons vu G... (30 ans) quitter Beaujon comme guéri. Il se mit cultivateur au mois d'octobre 1883 et faisait bien sa besogne. Au commencement du mois de juin 1884, il éprouve de la gêne respiratoire, il perd son appétit, la fièvre éclate, et, la nuit, il est inondé de sueur. Il entre à la Charité le 30 juin 1884, dans le service de M. Laboulbène, c'est alors que nous le voyons pour la première fois. La fistule s'ouvre de nouveau le 22 août ; on fait passer le malade dans un service de chirurgie, chez M. Bouilly. Le pertuis étant tout à fait insuffisant, laissant pénétrer l'air et gênant par son étroitesse la sortie du pus, il fallait absolument agrandir l'orifice. L'accolement des côtes était tel qu'il était impossible d'y faire un intervalle pour passer une sonde, c'est pourquoi M. Bouilly fit une petite résection de 2 cent. de fragment de côte le 18 septembre qui permit l'introduction d'une sonde de fort calibre. Le résultat immédiat fut très satisfaisant, la santé s'améliora, mais les dimensions du sac pleural restèrent les mêmes. Le malade présentait tous les symptômes d'une tuberculose avancée à droite, ce qui empêcha M. Bouilly de songer à l'opération d'Estlander. On fait des lavages au chlorure de zinc. Au bout de quelques mois, comme la guérison ne se faisait pas et sur la demande du malade, M. Bouilly se décide à tenter l'opération d'Estlander. L'opération se fit le 25 octobre. Avant d'opérer, M. Bouilly constata qu'une sonde pénétrait de 10 cent. en profondeur, que la cavité présentait de 14 à 15 cent. dans le sens vertical. Les autres mesures prises firent voir qu'on était en présence d'une cavité de très grandes dimensions et qu'il fallait faire la recherche très haut. L'opération se fit avec toutes les précautions antiseptiques possibles. Le manuel opératoire était pareil à ce que nous avons souvent eu l'occasion de décrire. Lambeau en U, etc. Il fallait prendre des précautions toutes particulières dans l'administration du chloroforme, la respiration du malade étant très irrégulière et le pouls très faible. La résection se porta sur les 3e, 4e, 5e, 6e, 7e, 8e, 9e, 10e côtes dans une étendue respective de 8, 10, 10, 11, 14, 14, 11, 11 cent. La 6e côte présentait une échancrure au niveau de l'endroit où se trouvait la fistule. La 7e côte fut réséquée en deux fois. On fit deux petites résections secondaires des 8e et 9e côtes. Sur la 10e côte on remarquait un ostéophyte. On fit un lavage au chlorure de zinc, solution faible ; dans la partie antérieure du thorax, entre les espaces intercostaux, on plaça trois drains. Les points de suture se firent au crin de Florence, dix pour la partie antérieure, quatorze sur le bord spinal. A la partie déclive de la plaie on introduisit deux drains très gros ayant environ 13 cent. de longueur. Pansement de Lister, avec bande en caoutchouc, avec quatre éponges dans le pansement.

Le malade est mort à trois heures de l'après-midi d'une espèce de syncope. C'est à peine s'il avait repris connaissance après l'opération.

Autopsie. Le 26 octobre. La cavité pleurale était beaucoup plus grande qu'on ne l'avait jugée, elle était énorme, aucune résection n'aurait pu en obtenir l'oblitération. Le poumon était réduit à un petit moignon. Comme complications viscérales, on constatait l'adhérence du péricarde aux parois cardiaques. Les reins et le foie présentaient les lésions de la dégénérescence graisseuse. L'état pulmonaire n'était pas aussi mauvais qu'on aurait pu le supposer du côté malade, quoique les tubercules ne manquaient pas. A droite, il y avait encore des tubercules, de l'épaississement de la plèvre, etc., comme on pouvait s'y attendre.

Observation XXXVI (inédite).

Résection de quatre côtes dans une étendue de 6 à 9 cent.

Observation communiquée par M. Potherot, interne dans le service de M. le Dr Gillette, à Tenon, à qui nous adressons nos meilleurs remerciements.

M... (Claude), 54 ans, charron, entre dans le service de M. Gillette, à l'hôpital Tenon, salle Seymour, lit no 12, le 30 décembre 1884. Comme antécédents héréditaires, rien à relever; comme antécédents personnels, il a eu la variole et la rougeole dans sa jeunesse; à 23 ans, il a eu une première attaque de rhumatisme articulaire pour laquelle il a dû garder le lit pendant un mois; à 33 ans, seconde attaque, durée quinze jours; à 40 ans, troisième attaque, durée un mois.

En 1878, à la suite d'un bain de vapeur, il prend froid; survient une bronchite qui a toujours persisté depuis avec des hauts et des bas. Dès 1878, il a commencé à maigrir, mais sans perdre ses forces.

Vers le 25 mars 1885, apparaît une tumeur dure, ayant à peu près le volume d'un œuf et siégeant au niveau du 8e espace intercostal. La tumeur ne le faisait pas souffrir.

Il entre à Saint-Louis. On a ouvert cette tumeur; il s'en est écoulé du sang et de l'*eau*. Quarante jours de séjour à l'hôpital pendant lesquels écoulement de sérosité.

Il rentre chez lui et, au bout de quinze jours, en s'appuyant contre son lit, il vit tout à coup une débâcle de pus sortir par le trajet, et, depuis cette époque, l'écoulement a persisté.

Il est alors entré à Tenon, le 4 août, très faible, très malade; un peu d'amélioration; on l'envoie le 15 novembre à Vincennes, il y reste six semaines et rentre de nouveau à Tenon, le 30 décembre, très amélioré.

Actuellement il s'écoule toujours du pus par la fistule. Par elle on peut introduire un stylet et même une sonde molle entière; elle se dirige en arrière sous les côtes.

État général assez bon, mais phénomènes stéthoscopiques de tuberculose au deuxième degré au sommet gauche.

Le 17 janvier, M. Gillette pratique l'opération d'Estlander.

Chloroformisation incomplète (la gêne de respiration oblige à grande réserve).

Incision longitudinale parallèle aux côtes et passant par l'orifice fistulaire au thermocautère (12 à 15 centimètres).

Aux deux extrémités de celle-ci et perpendiculairement, deux incisions au bistouri longue de 10 à 12 cent.

M. Gillette forme ainsi deux lambeaux, qu'il relève un en haut l'autre en bas.

Mise à nu de la face externe des côtes, rugination. Incision avec pince de Liston d'une 1re côte, puis d'une 2e, d'une 3e et d'une 4e.

L'incision en avant est très près de l'articulation chondro-costale.

Ire côte. Enlèvement de 9 centimètres.

2e — — de 9 —

3e — — de 9 —

4e — — de 6 —

Pas d'hémorrhagie, pas de blessure des articulations intercostales, pas de ligature d'artères.

Un stylet, maintenu dans la fistule thoracique, guide l'opérateur.

L'opération est pratiquée en s'entourant de toutes précautions antiseptiques listériennes: spray, irrigations, etc.

On rapproche les fragments après avoir élargi la fistule et y avoir mis un tube volumineux par lequel on injecte l'acide phénique dissous au 20e. Quelques sutures métalliques rapprochent les fragments.

Pansement de Lister complet.

Après l'opération. Temp. 36°,4 ; malade déprimé. Injection d'éther.

Le soir. Temp. 36°,8. Le malade ne souffre pas ; pas d'envie de vomir ; pas d'hémorrhagie. Il mange un potage.

18 janvier. Le malade a bien reposé. Temp. 38°,2. Pas de douleur.

Le soir. Quelques vomissements. Urines phéniquées.

Le 19, au matin. Temp. 37°,2. Pas de douleur. Urines très phéniquées. Bon état général.

Le 19, soir. Temp. 37°. Le malade ne souffre pas. Urines phéniquées.

Le 20, au matin. Temp. 37°,4. Le malade a bien dormi, il ne souffre pas. Les urines ne sont plus phéniquées. Le malade se plaint de douleurs grandes dans la cuisse et le mollet gauches.

Le 20, au soir. Rien du côté de la plaie ; douleur très vive de tout le membre inférieur gauche. Œdème notable de tout le membre ; apparition de veinosités superficielles. Signes d'une phlegmatia alba dolens. Ouate et laudanum. Temp. 37°,6.

Le 21, au matin. Le malade souffre moins de son membre ; douleurs vives. Œdème très prononcé, douloureux à la pression. Veinosités plus manifestes. Pas de cordon dur appréciable. Temp. 37°,6. 4 gr. de chloral. Le malade a dormi pendant la nuit.

Le 22, au matin. Pas de douleur. Le gonflement du membre n'a pas augmenté. Langue rouge, vernissée. Prescription : 2 gr. de chloral.

Le 23, au matin. Même état. Jambe et cuisse gauches toujours volumineuses, non douloureuses. Ouate et laudanum. Urines légèrement phéniquées.

Le 24, au matin. Renouvellement du pansement. Pansement boriqué. Bon état de la plaie qui se déterge et semble vouloir bourgeonner. Le malade a meilleur appétit. Langue meilleure.

Du 25 au 26. Le malade a souffert beaucoup pendant la nuit; on a dû lui faire une piqure de morphine qui a complètement calmé sa douleur.

Le 26, au soir. Le malade est assez bien. Piqûre de morphine. On ne donne plus de chloral.

Le 27, au matin. Temp. 37°,5. Il ne souffre pas. Le soir, un peu de malaise et de douleur. Piqûre de morphine.

Le 28, au matin. Le malade a bien dormi. Pansement. Plaie détergée. Bourgeonnement. La cavité intrathoracique semble notablement réduite. Le soir, il est fatigué. Temp. 38°,4. Piqûre de morphine.

Le 29. Temp. 38°,4. Bonne nuit. Diminution de l'œdème du membre inférieur gauche et des organes génitaux externes. La nuit du 30 se passe bien.

Le 31. Renouvellement du pansement. La cicatrisation avance, plaie très belle. L'état général faible. L'œdème du membre gauche ne diminue pas. L'œdème des organes génitaux externes persiste.

2 février. État très déprimé.

Le 3. Grand affaiblissement. Tendance à la syncope. Mort dans la nuit du 3 au 4 février vers 9 heures du matin.

Autopsie. — Tuberculose pulmonaire. Foyers caséeux répandus partout. Cavernes et geôles aux sommets. Infiltration des deux poumons en entier. Poumon droit extrêmement adhérent à paroi thoracique. Plaie opératoire en grande partie réparée par la cicatrisation.

Fistule thoracique conduite dans cavité piriforme se portant en arrière et en haut, interposée à paroi thoracique et à poumon droit refoulé. Cette cavité mesure environ 500 cent. cubes. Ses parois sont lisses; elle ne contient rien qu'un peu du liquide injecté au dernier pansement.

Observation XXXVII (1).

Résection des 2e, 4e, 5e, 6e côtes dans une étendue de 5, 9 1/2, 9 1/2 et 11 cent. respectivement, ainsi que de 6 cent. de la clavicule.

Le sujet de cette observation ayant fait une tentative de suicide en se tirant des coups de revolver, présenta une plaie de 2 cent. de profondeur, l'orifice externe se trouvant dans le second espace intercostal. Il en résulta un hémato-pneumothorax qui se changea bientôt en hémato-pyopneumothorax. Le poumon du côté blessé se gangréna. Le malade fut pris de frissons, de courbature et perdit tout appétit. Le 19 octobre, c'est-à-dire neuf jours après la tentative, on vit sourdre du pus de la plaie thoracique à chaque mouvement d'expiration. On retira quelques esquilles de la plaie, provenant d'une blessure de la côte, et on fit une résection de 8 cent. de la côte. La thoracentèse se fit au niveau du 7e espace intercostal. Lavage avec acide phénique dilué. On ferma la plaie au moyen de sutures et fit un pansement antiseptique. Mais la cicatrisation ne se fit pas. La gangrène du poumon semblait s'étendre. On arriva à extraire les balles et il y eut de suite une modification heureuse dans tous les symptômes : la température baisse, l'appétit revient.

Au courant du mois de décembre, les forces du malade diminuent sensiblement, la suppuration est considérable. Les dimensions de la cavité restent les mêmes; elle pouvait contenir environ deux litres.

Le 6 décembre, on fait une résection portant sur les 2e, 4e, 5e et 6e côtes sur une étendue de 5, 9 1/2, 9 1/2 et 11 cent. La

(1) Schneider Königsberg. Archiv. für Klin. Chir., XVII, avril 1878.

dyspnée devient intense ainsi que la dysphagie, de sorte que le malade a de la peine à avaler de l'eau. Une semaine après l'opération, il y avait déjà une diminution notable dans la capacité de la cavité. L'incision de la thoracentèse se referma, la suppuration diminuait. Le 15 janvier, on fit une résection de 6 cent.(sous-périostale) de la clavicule, au niveau de l'insertion sous-bulbaire du mastoïdien. Dans quelques jours l'orifice permettait à peine l'introduction du petit doigt. Au mois d'avril, l'état du malade était comme suit : au niveau de la fistule, cicatrice infundibuliforme; bouts costaux rapprochés; pas de cal costal; cal claviculaire; pseudo-arthrose. Clavicule gauche 3 cent. plus courte que la clavicule droite, mais au même niveau. Les mouvements du bras gauche sont conservés, sauf l'élévation qui est limitée.

Observation XXXVIII (1).

Résection des 4e, 5e, 6e côtes dans une étendue variable.

Pleurésie, thoracentèse. Huit semaines plus tard, l'incision costale se ferme. Un an et demi plus tard, la cavité pleurale se remplit de pus. Opération d'Estlander. Résection partielle des 4e, 5e, 6e côtes. Pas de rétraction des parois thoraciques à cause des fausses membranes solides et épaisses qui s'établissaient à la manière des ponts entre la plèvre et la paroi thoracique. Le seul avantage obtenu fut la disparition de la douleur dans le cathétérisme de la cavité.

Observation XXIX (personnelle).

Résection de quatre côtes dans une étendue variant de 5 à 11 cent., faite par M. Kirmisson, à la Pitié.

F. J..., 19 ans, entre dans le service de M. Verneuil, suppléé par M. Kirmisson, le 6 août 1884.

(1) Eswald. Charite Annalen, I, 1874.

Pleurésie gauche en 1882. Abcès costal au mois de juillet 1882. Suppuration pendant cinq mois. Un second abcès en septembre, qui laissa à la suite une fistule permanente. La présence d'une fistule bronchique avait été constatée à son entrée dans le service. A son entrée dans le service, le malade est pâle, anémié. Sa fistule a 11 cent. de profondeur. Impossible d'évaluer la capacité de la cavité à cause de l'irritation que cause l'injection, qui revient immédiatement par la bouche.

Le 22 août, notre maître, M. Kirmisson, pratiqua l'opération d'Estlander et, de plus, une large contre-ouverture avec drainage. La résection se porta sur les 6e, 7e, 8e et 9e côtes, dans une étendue de 5, 7, 9 et 11 cent. La suppuration continua à être assez abondante pendant quelque temps, mais au moment de la sortie, sur la fin de l'année 1884, elle était insignifiante. M. Kirmisson a eu des nouvelles de son malade au début de mars ; l'état général était excellent, mais la fistule persiste. M. Kirmisson a l'intention de publier l'observation en détail, mais il nous a permis de recueillir ces quelques notes dont nous lui adressons nos meilleurs remerciements.

Observation XL (Inédite).

Empyème chronique ; fistules pleuro-cutanées multiples ; résection de fragments de huit côtes, communiquée par M. Bouilly, auquel nous adressons nos plus vifs remerciements.

Mlle C..., âgée de 12 ans, petite fillette grecque, d'assez bon développement, a été atteinte d'une pleurésie purulente droite il y a trois ans, dans son pays. Les médecins de Grèce, après beaucoup d'hésitations sur la nature de la maladie, firent à deux reprises la thoracentèse ; à chaque fois, la quantité de pus évacué fut très considérable et atteignit 3 à 4 livres, d'après le dire de la mère.

Après la deuxième ponction, le côté droit devint le siège d'un véritable phlegmon, et il se fit une ouverture spontanée, vers le 7e espace intercostal, un peu en avant la ligne axillaire, par où le pus se mit et continua à couler en très grande abondance.

Au bout de quelque temps, il se fit une nouvelle ulcération spontanée au niveau du bord droit du sternum, vers le cartilage de la 3e côte.

L'enfant, après avoir passé les accidents très graves du début de cette maladie, fut amenée en France en 1882, au bout d'un an de suppuration.

Le professeur Panas, jugeant que l'écoulement se faisait d'une manière incomplète par la fistule pleuro-cutanée trop petite, fit une opération qui consista à agrandir notablement cet orifice par le débridement des parties molles et la résection d'une petite portion de la 7e côte.

L'écoulement se fit mieux ; les accidents de rétention du pus furent prévenus ; des lavages purent être faits régulièrement, mais il persista une fistule pleuro-cutanée sans aucune tendance à l'occlusion, donnant lieu à un écoulement purulent quotidien très abondant.

Après avoir pris divers avis, les parents ramènent l'enfant en France en juin 1884.

Les professeurs Verneuil et Panas sont d'avis qu'il est nécessaire d'intervenir. M. Panas me fait l'honneur de me demander mon assistance pour l'opération.

État actuel, 28 juin. L'enfant est suffisamment développée ; un peu pâle, se nourrissant mal, souvent un peu fiévreuse le soir.

La paroi thoracique droite est très aplatie, surtout sur la région mammaire, et il y a un certain degré de scoliose, avec concavité de l'arc à droite.

On constate un premier orifice fistuleux sur le bord droit du sternum, vers le 3e espace intercostal ; un deuxième orifice situé dans la ligne axillaire, au niveau du 7e espace intercostal, et un troisième situé plus bas, en arrière, reprenant au niveau du cul-de-sac pleural, vers la 10e côte. Ce dernier orifice s'est produit spontanément, il y a environ six mois.

Tous ces orifices, après un trajet plus ou moins étendu dans les parties molles, conduisent dans la cavité pleurale et ne sont pas de simples décollements sous-cutanés. Une injection poussée par un de ces trous ressort bientôt par les autres, après avoir pénétré dans la plèvre. Chacun d'eux donne issue à une quantité abondante de pus bien lié, sans fétidité, grâce aux injections qui sont régulièrement faites dans le foyer.

La respiration s'exécute librement et sans dyspnée; l'auscultation est normale à gauche ; elle est très obscure dans le côté droit en arrière; nulle en avant de même que dans la région axillaire.

Une sonde d'homme en argent, introduite par l'orifice situé dans le 7e espace intercostal, se dirige vers la clavicule, sans atteindre tout à fait ce niveau; elle semble s'arrêter sur la 2e côte; la courbure de la sonde ne peut être retournée en tous sens; elle peut être mue dans le sens latéral, de manière à montrer que la cavité, très étendue dans sa dimension verticale, est assez peu considérable dans sa dimension transversale.

La même exploration est répétée avec une sonde en argent à petite courbure (sonde à béquille) et donne le même résultat; la cavité est très longue et assez peu large; on peut l'évaluer à 12 à 14c en hauteur, sur 8c environ en largeur.

Le rapprochement des côtes est très prononcé, et il y a eu spontanément un travail considérable pour la guérison spontanée ; la nature a fait tout ce qu'elle pouvait.

Opération le 28 juin. Anesthésie. Précautions antiseptiques. Un grand lambeau demi-circulaire est disséqué ; il part de la fistule supérieure, située sur le bord droit du sternum, gagne la fistule du 7e espace intercostal et le troisième orifice, situé plus en arrière et en bas. Ce lambeau comprend non seulement la peau, mais les muscles grand et petit pectoraux, qui sont lardacés, quasi fibreux ; il est largement relevé vers la région axillaire et met à nu l'orifice fistuleux supérieur qui, après un trajet sous-cutané de 2 à 3°, s'ouvre dans la plèvre, au niveau du 3e espace intercostal.

Les côtes se trouvant ainsi mises à nu par leur face antérieure, on procède à leur résection successivement, après dénudation très facile du périoste et des attaches musculaires à l'aide d'une rugine légèrement tranchante. Avec la pince coupante, on enlève 5 c. de la 7e côte, 6 c. de la 6e, 4 c. de la 5e, et 3 c. environ de la 4e et de la 3e.

La 7e cote présente, comme dans ces cas, une apophyse osseuse de nouvelle formation, voisine de l'orifice vésiculaire et se dirigeant en bas vers la 8e côte. Celle-ci présente une ecchymose demi-circulaire ayant entamé la côte dans les 2/3 environ de sa hauteur et dans laquelle passe le tube.

Dans toutes les résections de côtes que j'ai faites ou que j'ai vu faire, ces deux faits m'ont paru constants, à savoir la présence d'une petite exostose en pointe à la partie inférieure de la côte sus-jaccente à l'orifice fistuleux et l'usure de la côte inférieure sur laquelle passe le tube à drainage.

L'apophyse de nouvelle formation unit entre elles les côtes inférieure et supérieure ; elle ne crée qu'une très petite difficulté à la résection, quand on sait ce dont il s'agit.

Le doigt introduit dans la cavité pleurale permet de constater que la résection est suffisante en largeur, mais à la partie supérieure, un petit cul-de-sac de la cavité persiste derrière la 2e et la 1re côte. La résection n'est pas faite plus haut.

En bas, dans le but de permettre l'affaissement du trajet qui est étendu entre les deux orifices inférieurs, on procède à la résection sur une étendue de 3 à 2 cent. en moyenne des

8e, 9e, 10e et 11e côtes. Ces quatre côtes sont extrêmement rapprochées l'une de l'autre, au point de se toucher ; la déformation spontanée de la poitrine a été portée dans cette région aussi loin que possible.

La cavité pleuraleest largement irriguée avec de la solution de chlorure de zinc à 2 0/0 ; le lambeau musculo-cutané est suturé avec des fils d'argent.

Drainage des divers orifices pleuraux et drainage sous le la mbeau

Pansement avec gaze de Lister, coton salicylé.

Les suites immédiates de l'opération furent très simples : l'enfant fut tourmenté, pendant deux jours, par des vomissements chloroformiques abondants, mais la température ne dépassa jamais 38° et au 5e jour, elle était à la normale matin et soir.

Tous les fils sont enlevés le 6e jour ; la réunion du lambeau, par première intention est obtenue dans tons les points, sauf au voisinage des orifices fistuleux par lesquels sortent les tubes à drainage.

Les pansements sontrenouvelés d'abord,tous les deux jours, jusqu'au 15 juillet ; à partir de ce moment, ils sont laissés trois à quatre jours en place.

La suppuration pleurale diminue de suite dans des proportions considérables; l'état général de l'enfant devint rapidement meilleur. Son teint, qui était toujours jaune, se colore ; l'engraissement se refit rapidement et au commencement d'août la petite malade pouvait sortir tous les jours.

Les choses restèrent en l'état pendant les mois d'août et de septembre ; la poitrine s'était considérablement affaissée dans toute la région opérée, mais la suppuration persistait toujours, peu abondante il est vrai, par les deux orifices inférieurs.

L'orifice supérieur, situé près du sternum, s'était fermé dans le courant du mois d'août.

Au commencement d'octobre, un des drains tombe dans la

cavité pleurale et ne peut être retiré. Une tentative d'extraction fait constater que la cavité est encore assez considérable et que le stylet peut être poussé en haut et en bas, derrière les côtes qui se sont rejointes par leurs extrémités sectionnées.

Le professeur Panas juge nécessaire de faire une nouvelle résection de côte pour déterminer un affaissement plus considérable du thorax et permettre, en même temps, l'extraction du corps étranger égaré dans la plèvre.

3 octobre 1884. Opération. Anesthésie. Précautions antiseptiques ordinaires. Les deux orifices inférieurs sont réunis par une incision demi-circulaire qui permet de disséquer un lambeau musculo-cutané et de mettre les côtes inférieures à nu.

Celles-ci sont tellement rapprochées et tellement adhérentes entre elles, qu'elles forment une paroi osseuse continue, dont l'affaissement spontané ne saurait être espéré. Il serait impossible de supposer que des morceaux de côtes de 2 à 3 cent. ont été réséqués, il y a 3 mois, dans cette même région.

Après une dénudation et un isolement pénible des parties molles, des fragments de côtes de 1/2 à 3 c. sont réséqués sur les 7e, 8e, 9e et 10e côtes, sur toute l'étendue qui correspond au trajet pleural dans lequel est introduit le doigt par un des orifices fistuleux. La paroi externe du trajet est ainsi rendu molle et dépressible.

Une sonde, introduite de bas en haut dans l'orifice supérieur cicatrisé, pénètre librement et remonte jusqu'à cet ancien orifice. Le doigt introduit dans ce trajet indique une résistance extrême de la paroi thoracique qui ne peut s'affaisser davantage.

Une incision verticale suivant le tracé de la première opération permet de réséquer le long de ce trajet des portions des 6e, 5e, 4e, 3e côtes dans une étendue de 2 à 3 cent.

Tous les trajets sont grattés avec la cuillère tranchante, qui ramène des quantités considérables de mucus fongueux et de fausses membranes. Le tout est imprégné avec de la solution de chlorure de zinc à 5 0/0.

Suture des incisions cutanées ; drainage des divers orifices, y compris l'orifice supérieur qui a été rouvert au cours de l'opération.

Les suites de l'opération eurent une simplicité encore plus grande que la première fois, et l'enfant put se lever au 8ᵉ jour sans avoir été fébricitante un seul instant.

Les résultats immédiats furent tout à fait satisfaisants ; la suppuration se réduisit à une quantité insignifiante ; les drains furent raccourcis fréquemment ; les drains supérieur et inférieur furent supprimés le 20 octobre ; seul, le drain moyen fut conservé. Il ne donnait issue qu'à quelqnes gouttes de pus et s'enfonçait d'environ 3 cent. dans la cavité pleurale.

L'enfant repartit en Grèce le 1er novembre 1884, dans un état général parfait, n'ayant jamais eu si bon aspect depuis le moment où elle était tombée malade. On pouvait espérer que ce petit orifice fistuleux persistant encore ne tarderait pas à se fermer, grâce surtout aux meilleures conditions d'hygiène et au milieu dans lequel la petite opérée allait se trouver dans son pays. Mais le 29 novembre 1884 et tout dernièrement le 8 mars 1885, je recevais des lettres de la mère me disant que la suppuration continue toujours par l'orifice moyen; cet orifice donne chaque jour une petite quantité de pus fétide, malgré des injections répétées d'eau phéniquée ou de teinture d'iode.

Une exploration faite par un médecin du pays n'a pas révélé de dénudation osseuse capable d'expliquer la persistance de cette suppuration.

« La santé de l'enfant est très bonne ; elle a bonne mine, elle mange très bien et elle est toujours en bonne humeur. »

On peut considérer ce résultat comme un succès, malgré la persistance de la petite fistule, si l'on se rappelle la quantité quotidienne de suppuration et le mauvais état général de la petite malade avant l'opération.

Je suis persuadé, pour ma part, qu'il faudrait peu de chose aujourd'hui pour obtenir la guérison complète ; il suffirait peut-être de faire un nouveau grattage du trajet ou la résection de quelques petits fragments de côtes.

Chez les enfants, la puissance de dépressibilité du thorax est si grande, que les côtes sectionnées viennent rapidement se remettre au contact et reproduire la paroi osseuse rigide. Nous avons pu nous en assurer dans la deuxième opération et cette même cause est peut-être encore aujourd'hui l'obstacle à la guérison définitive. En outre, le périoste à tendance à faire des ossifications nouvelles qui augmentent encore la résistance de la paroi thoracique.

Aussi, la nécessité s'impose, chez les jeunes sujets surtout, de faire d'emblée de grandes pertes de subtance aux côtes pour éviter cet inconvénient.

Observation XLI.

Résection de 8 1/2 à 11 cent. des 3e, 4e, 5e, 6e, 7e, 8e et 9e côtes, par M. Nicaise (1).

H..., 28 ans. Pleurésie purulente en 1882; pleurotomie en

(1) Bulletins de la Soc. de chirurgie, t. X, nº 10, 1884, p. 688.

mars 1883, dans le 8e espace ; injections d'acide borique ; pansement avec iodoforme.

L'examen du pus à fait découvrir des bacilles. Néanmoins, la mobilisation de la paroi thoracique parut la seule chance de salut pour le malade, et celle-ci fut pratiquée, le 9 juin 1884, avec l'assistance de M. Bouilly. Nous donnons, d'autre part, le graphique de la capacité de la cavité.

Après avoir fait une incision en ⊥ renversé, M. Nicaise disséqua la peau, il incisa les faisceaux du muscle grand dentelé, et enleva des fragments de 8 1/2 à 11 cent. des 3e, 4e, 5e, 6e, 7e, 8e et 9e côtes. Tubes à drainage. Pansement antiseptique avec la gaze iodoformée.

L'état général resta le même, la suppuration de la cavité ne diminua guère. Pansement tous les jours et lavages avec de l'eau boriquée.

La cavité suppurante avait notablement diminuée par le fait de l'affaissement de la paroi pectorale. Après être resté stationnaire, l'état général du malade s'affaiblit, et, vers la fin de juillet, les lambeaux se décollèrent en partie ; l'inflammation tuberculeuse de la plèvre gagna une partie du tissu de nouvelle formation qui avait réuni les parties divisées lors de l'opération.

Le malade fut atteint, à cette époque, d'un rhumatisme suraigu ; l'état général devint de plus en plus mauvais et le malade est mort dans le courant du mois de novembre.

A l'autopsie on constata une tuberculisation des deux poumons.

CONCLUSIONS

I. — Contre la suppuration et fistule succédant à la pleurésie purulente, l'opération d'Estlander répond seule aux véritables indications.

II. — Elle est indiquée lorsque tous les autres moyens ont échoué.

III. — Une des plus grandes contre-indications et une des causes d'insuccès est la trop grande étendue de la cavité suppurante.

IV. — La tuberculose peu avancée n'est pas une contre-indication opératoire ; elle peut être ralentie dans son évolution par une intervention précoce.

V. — L'étendue de la résection costale doit être proportionnelle à l'étendue de la cavité qu'on se propose de combler. Cette résection doit être toujours largement pratiquée, les opérations ayant jusqu'ici péché par défaut de résection suffisante, d'où les insuccès.

BIBLIOGRAPHIE.

A Biennial Retrospect of medecine and surgery for 1869-70 (The New Sydenham Society), p. 137.

Archives de médecine, 1875.

Archiv. fur Klinische Chirurgie. Erstenheft, 1884.

BENNETT (J.-H.). — Leçons cliniques sur les principes et la pratique de la médecine.

Berlin. Klin. Wochenschrift, n° 19, 1879, p. 292. Zur radicaloperation des Empyems, oct. 1881, p. 78.

Boston Medical and Surgical Journal, 1881, p. 541.

Braithwaite's Retrospect of medecine, 1851, p. 183; 1855, p. 109; 1862, p. 57; 1877, p. 140; 1881, p. 97; 1882, p. 94.

British medical Journal, 1872, avril-juin; 1873, p. 362; 1883, p. 946.

Bulletins de la Société de chirurgie, t. X, p. 265, 334, 679, 697, 703, 712; janvier 1885, p. 960.

Cormack's Journal, nov. 1842, p. 1020.

DAMASCHINO. — La pleurésie purulente. Thèse d'agrégation, 1869.

Edinburgh Monthly Journal, 1874, p. 554; 1877, p. 1001.

Eswald Charite Annalen, 1874.

Gazette des hôpitaux, n° 105, 9 sept.

GARDNER (T.). — Clinical Medecine, éd. 1862, p. 419.

GUINARD (Aimé). — Thèse 1884.

Lancet, 1854, t. I, p. 536; 1854, t. II, p. 493; 1860, p. 309, 338; 1862, t. I, p. 573, 660; oct. 1875, p. 492; 1884, t. I, p. 65, 206.

La Semaine médicale, 1885, p. 12.

Lyon Médical, t. XIV, 1873, p. 443.

Medical Record, avril 1883, p. 442.

Medical Times, 1854, t. II, p. 10, 34, 39, 84; 1856, t. II, p. 443, 643; 1863, t. II, p. 406.

Mélanges de clinique chirurgicale, 1883, p. 91, Th. Weiss. De la résection des côtes dans l'empyème chronique.

Monthly Journal of Medical Science, t. XI, p. 138,

MOUTON (H.). — Traitement de l'empyème chronique par la résection des côtes (procédé d'Estlander). Th. 1883.

New York Medical Journal, nov. 1879.

PETER (M.). — Leçons de clinique médicale, t. I, p. 47, 374, 567.

PEYROT. — Étude expérimentale et clinique sur la pleurotomie. Thèse 1876.

QUISQUANDAM. — Thèse.

Revue des sciences médicales, t. XVI, 1880, p. 708. Resection of sibs in Empyema.

Revue mensuelle de médecine et de chirurgie, 1879, p. 157 et 885. Mémoires d'Estlander.

ROBERT (A.-H.-V.). — Indications et contre-indications de la pleurotomie. Opération de l'empyème par l'incision intercostale. Thèse 1881.

SCHNEIDER (Könisberg). — Arch. für Klin. Chir, XVII, avril 1878.

TROUSSEAU. — Clinique médicale de l'Hôtel-Dieu, éd. 1861, p. 657, 682, 691.

Union médicale, janvier 1877, p. 35.

Paris. — A. PARENT, imp. de la Fac. de médec., A. DAVY, successeur, 52, rue Madame et rue M.-le-Prince, 14.

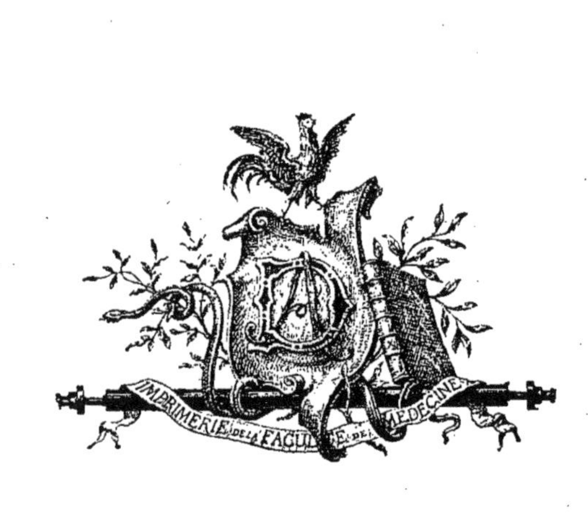
IMPRIMERIE DE LA FACULTÉ DE MÉDECINE

www.ingramcontent.com/pod-product-compliance
Ingram Content Group UK Ltd.
Pitfield, Milton Keynes, MK11 3LW, UK
UKHW020230220726
13923UKWH00002B/592